CROIX-ROUGE D'ANNONAY

CONFÉRENCES

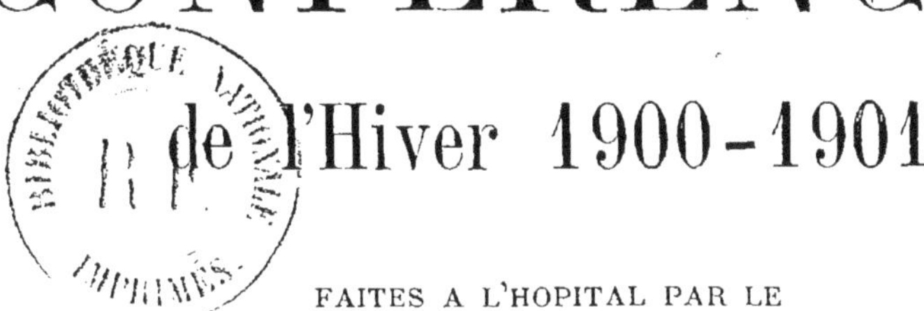

de l'Hiver 1900-1901

FAITES A L'HOPITAL PAR LE

Docteur R. de MONTGOLFIER

Ancien Interne des Hôpitaux de Lyon
Médecin de l'Hôpital d'Annonay

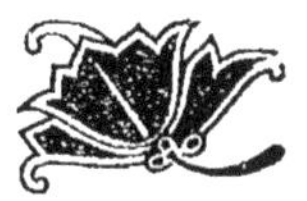

LYON
IMPRIMERIE PAUL LEGENDRE ET Cie
Ancienne Maison A. Waltener
14, rue Belle-Cordière, 14

1901

PREMIÈRE CONFÉRENCE

(3 décembre 1900.)

Asepsie — Antisepsie.

Cette conférence est un résumé des ouvrages suivants :

GANGOLPHE, Chirurgien Major de l'Hôtel-Dieu de Lyon — Petite Chirurgie — Précis des opérations d'urgence.

FORGUES et RECLUS. Traité de Thérapeutique chirurgicale.

ASEPSIE — ANTISEPSIE

La plupart du temps les plaies, opératoires ou accidentelles, guériraient très simplement, très vite, sans suppuration, sans fièvre, si des germes ou microbes n'avaient été déposés à leur intérieur ou à leur surface.

Le plus souvent ce sont les instruments, les objets de pansements, les mains du chirurgien ou des aides qui, étant impures (ou septiques), ont souillé et infecté le blessé par la plaie.

Il est rare que ces germes ou microbes soient apportés par l'air.

L'ensemble des moyens employés pour prévenir l'arrivée de ces germes septiques, ou pour les combattre lorsqu'ils existent déja, constitue les deux méthodes :

Asepsie. — Prévenir l'arrivée des germes.

Antisepsie. — Destruction des germes déjà existants sur la plaie.

Synonymes des mots asepsie et antisepsie :

Asepsie. — Stérilisation complète, absolue et préalable.
Antisepsie. — Antimicrobien ou microbicide.

L'asepsie a pour but d'empêcher l'envahissement, par les germes infectueux, d'une plaie d'ailleurs non contaminée.

L'antisepsie a pour but de détruire les germes : soit ceux qui sont restés dans la plaie ou dans les objets de pansement, si bien stérilisés qu'ils aient pu être ; soit ceux qui pourraient pénétrer ultérieurement dans la plaie pendant que le pansement reste appliqué ou pendant le renouvellement du pansement.

L'asepsie et l'antisepsie ne sont donc pas deux méthodes différentes. Le but à atteindre, c'est l'asepsie de la plaie.

Dans le cas d'une opération pratiquée sur un sujet sain, on y arrive directement et facilement par de simples lavages et l'emploi d'instruments aseptiques. Dans le cas de plaies venues de l'extérieur, ce qui est le plus fréquent, on est obligé de réaliser l'asepsie par l'antisepsie.

L'asepsie est donc la méthode de choix lorsqu'on peut s'en contenter.

1° Parce que certains germes résistent à tous les antiseptiques.

2° Parce que certains germes détruits par un antiseptique ne sont nullement influencés par un autre en apparence plus énergique.

3° Parce que les objets de pansement ou les liquides et substances dites antiseptiques peuvent contenir des germes.

4° Par contre, si l'on a soumis à la stérilisation absolue (asepsie) les pièces de pansement, les instruments et les mains de l'opérateur et de ses aides, on est absolument certain de ne pas infecter le blessé par sa propre faute.

Donc :

Une méthode de pansement basée sur la stérilisation préalable de tous les objets dont on se sert, y compris les mains du chirurgien et de ses aides, constitue l'*asepsie*.

Une méthode de pansement basée sur l'emploi unique des substances microbicides, sans stérilisation préalable, constitue l'*antisepsie*.

En pratique, pour obtenir de bons résultats, il faut combiner les deux méthodes et, dans cette combinaison, c'est l'asepsie qui doit avoir le premier rang. Stérilisez d'abord, antiseptisez ensuite pour détruire ce qui pourrait rester.

Il est évident que si l'on avait toujours à soigner des plaies faites par des instruments propres, au point de vue chirurgical, et a des blessés sains, l'antisepsie serait inutile. Malheureusement c'est généralement le contraire qu'on rencontre ; l'antisepsie est donc toute indiquée pour nous permettre de lutter contre cette infection de la plaie.

L'asepsie a donc ses limites qui rendent nécessaire le concours de l'antisepsie.

Il ne suffit pas, en effet, que tout ce qui va venir au contact d'une plaie, infectée, soit exempt de germes infectieux ; il faut que la plaie elle-même et les parties voisines subissent une désinfection aussi complète que possible. L'ennemi est déjà dans la place. Au lieu de rester sur la défensive par l'asepsie il faut prendre l'offensive par l'antisepsie.

Pour ce qui nous concerne, d'ailleurs, dans la chirurgie de guerre ou la chirurgie des campagnes, l'asepsie ne peut être réalisée pratiquement de façon suffisamment complète, et cède le pas à l'antisepsie.

La statistique suivante le prouve surabondamment : sur vingt opérations faites avec l'asepsie seule, et ayant été suivies de réunion immédiate, c'est-à-dire ayant évolué aseptiquement, au sens clinique du mot, l'inoculation de la gaze stérilisée qui recouvrait la ligne des sutures a donné lieu, dix-sept fois sur vingt, à des ensemencements positifs. Il n'y a donc eu que trois cas où la gaze était ou est restée entièrement aseptique.

Lorsqu'on se trouve en présence d'une plaie déjà septique quelle conduite doit-on tenir ?

Il y a quatre choses à désinfecter:

1° Le blessé.

2° Les mains des aides et du chirurgien.

3° Les instruments.

4° Les pièces de pansement.

1° *Le blessé.* — La désinfection de la région opératoire s'obtient par :

a). Un bain antiseptique (acide phénique à 3 pour 100), si la région le permet.

b). Raser la peau.

c). La nettoyer au moyen de brossage au savon et de dégraissage à l'alcool et à l'éther.

d). Lavage à l'eau phéniquée ou phénosalylée.

On recouvre ensuite d'une compresse stérilisée, phéniquée ou sublimée, à solution très faible, puis d'une toile cirée imperméable jusqu'au moment du pansement ou de l'opération.

2° *Asepsie des mains* :

a). Curage mécanique à sec des ongles qui doivent être tenus courts.

b). Brossage et savonnage dans de l'eau chaude pendant cinq minutes.

c). Lavage dans l'alcool à 90° ou dans le sublimé à 1 pour 100.

d) Enfin lavage, pendant deux minutes, dans une solution d'acide phénique à 2 gr. 50 pour 100.

Ne pas s'essuyer et ne plus rien toucher jusqu'au moment de l'opération.

3° *Les plats et les instruments.*

Les plats sont flambés à l'alcool à 90°. Les instruments doivent être passés à l'autoclave, le flambage risquant de les détremper,

4° *Les pièces de pansement* ne peuvent être rendues absolument stériles que par le passage à l'autoclave.

DEUXIÈME CONFÉRENCE

(15 décembre 1900.)

Les microbes, causes de la sepsicité des plaies.

Cette conférence est un résumé; de même que les suivantes, des mêmes ouvrages que la première et, en plus, du Traité de Pathologie générale *publié sous la direction du professeur Bouchard, tome II, article* Infection, *par le docteur Charrin.*

Nous avons dit, dans notre dernière conférence, que, la plupart du temps, les plaies opératoires ou accidentelles guériraient très simplement, très vite, sans suppuration, sans fièvre, si des germes ou microbes n'avaient été déposés à leur intérieur ou à leur surface.

Qu'est-ce donc que ces germes ou microbes ?

Le mot microbe a été inventé par Sédillot, ancien chirurgien en chef de l'hôpital de Strasbourg.

Les microbes sont des êtres :

Infiniment petits.
Innombrables.
A reproduction facile et rapide.

Synonymes. — On les désigne encore sous les noms de bacilles, bactéries, micro-organismes

Nature. — Considérés comme des animaux à l'époque où le mouvement paraissait être l'apanage exclusif du règne animal, les microbes prirent rang parmi les plantes, quand on sut que beaucoup de végétaux possédaient la faculté de se mouvoir, tout au moins pendant certaines phases de leur développement (*Pathologie générale*, tome II, *Infection*, par Charrin, page 7).

Origine. — On a cru, pendant longtemps, que ces êtres naissaient spontanément, toutes les fois que l'on exposait à l'air une substance susceptible de fermenter, de se décomposer (Génération spontanée).

Ces idées ou ces théories ont été détruites par l'expérience classique de Pasteur dont voici l'exposé :

Dans un ballon de verre, purifié au préalable. Pasteur introduit un liquide fermentescible ; le col effilé de ce ballon communique avec un tube de platine chauffé au rouge. Il fait bouillir le contenu pendant deux ou trois minutes, puis le laisse refroidir complètement. L'air rentre pendant ce refroidissement, après avoir traversé le tube de platine où les micro-organismes sont détruits, cet appareil est alors fermé à la lampe Le liquide ainsi stérilisé se conserve indéfiniment. Mais que l'on casse le col, que l'on permette au fluide aérien de pénétrer, on voit le liquide s'altérer aussitôt.

On peut remplacer le tube de platine par du coton stérilisé. D'où, comme conclusion pratique, l'emploi du coton stérilisé dans les pansements comme filtre préservateur.

Formes. — Les micro-organismes revêtent trois formes principales : arrondie, bâtonnet, spiralée.

1re forme arrondie coccus	Micro-coccus sans ordre. Les cellules rondes sont disposées sans ordre. Strepto-coccus. En chaînette. Staphylo-coccus. En grappe.
2e forme bâtonnet	Ovoïde court. Bactérium. Ovoïde allongé. Bacillus.
3e forme spiralée	Bâtonnets courts en virgule. Vibrio. Bâtonnets longs. } Spirillum. Courbés en spirales. } Spirillum.

Cette énumération n'est qu'un cadre schématique entre chaque forme et surtout entre chaque partie spéciale de chaque forme les transitions sont insensibles: d'autres micro-organismes venant faire la transition de l'un à l'autre suivant la loi bien connue *Natura non facit saltus.*

Dimensions. — La dimension de ces infiniment petits varie de un millième de millimètre à quelques millièmes de millimètre.

Presque tous les bacilles oscillent autour du millième de millimètre, comme largeur, et ont une longueur de quatre à six fois plus grande.

Reproduction.—Elle se fait par bipartition (*ou par sporulation* 1° *Bipartition*). — Un microorganisme se divise en deux, telle est la traduction simple du mot bipartition. Mais un micro-organisme, si petit qu'il soit, a, comme tout corps, trois dimensions ; longueur, hauteur, épaisseur ; si la division en deux se fait dans le seul sens de la longueur, vous avez deux microbes au lieu d'un ; si elle se produit simultanément en large et en long vous en aurez quatre ; si elle se produit enfin dans le troisième sens vous en aurez huit.

C'est cette facilité de multiplication qui explique la rapidité avec laquelle des germes infectieux peuvent, dans certaines circonstances, envahir l'organisme.

2° *Sporulation.*— Les spores, ou corpuscules-germes de Pasteur, apparaissent quand leur milieu nutritif est devenu impropre à la croissance de la bactérie (Vie de Pasteur). Dans certaines conditions, on voit certains germes allongés (spirilles) se rétrécir, se segmenter et, dans chaque segment, une spore apparaître et absorber le tissu même du segment de la spirille-mère. Ce sont là les spores, les œufs de microbes, pour ainsi dire. Ils sont très résistants, peuvent ne germer que longtemps après leur formation, et lorsque des circonstances favorables de milieu et de conditions atmosphériques le leur permettront.

Habitat. — Ou trouve-t-on ces germes ?

Dans l'air, l'eau, la terre, sur la surface du corps humain.

Dans l'air. — On peut affirmer qu'il y a des microbes dans l'air de tous les pays et à toutes les altitudes.

Cependant, au dessus de 2,000 mètres, il n'y a que très peu ou pas de microbes.

A l'hôpital de la Pitié, à Paris, au contraire, on comptait 11,000 germes par mètre cube d'air.

Naturellement tous les objets et tous les corps exposés à cet air sont pollués de microbes qui s'y sont déposés par leur propre poids. Il faut donc, au point de vue antiseptique, lorsque l'on fait balayer une pièce, recouvrir le balai d'une étoffe légèrement humide pour éviter la dissémination, par le courant d'air du balai, de ces germes qui recouvrent le sol.

Dans l'eau. — La quantité de germes contenus dans l'eau varie suivant la provenance de l'eau. Ainsi :

L'eau de source sortant d'un rocher ou d'une épaisse couche de sable peut être considérée comme *pure*.

L'eau de pluie, qui a lavé l'atmosphère, contient 280,000 microbes par litre.

L'eau d'égout, en contient 80.000,000 (quatre-vingt millions) par litre. Théoriquement l'eau d'alimentation et de boisson est impure ; l'eau distillée même est impure, si elle est restée quelque temps exposée à l'air.

La terre. — Etant le receptable de tous les germes des autres éléments, l'air et l'eau, la terre doit être la plus contaminée. Tout le monde sait qu'il est très dangereux de remuer des terrains où ont été enterrés des corps d'animaux ou de personnes mortes de maladies contagieuses et, sans aller jusqu'au microbe du tétanos, tout le monde sait également qu'on ne fait pas de grands mouvements de terrain (tranchée ou autre) sans s'exposer à voir ses ouvriers plus ou moins atteints de paludisme.

La surface du corps humain.

Les microbes se fixent sur toutes les parties du corps humain qui leur sont accessibles, mais surtout sur la peau, dans les régions pourvues de poils ; ils se serrent sous les débris épidermiques et les orifices des glandes sébacées et sudorales, d'où la nécessité d'une asepsie sérieuse de la peau aussi bien de celui qui fait un pansement, que du blessé auquel on va le faire.

Développement des microbes. — On sait qu'il n'y a nulle part création de cellules nouvelles sans absorption d'oxygène. Mais, tantôt ce corps doit être à l'état libre, tantôt il est emprunté à un composé oxygéné.

Les microbes qui ont besoin pour vivre d'oxygène à l'état libre sont nommés *aérobies*, (charbon, choléra des poules).

Les microbes que l'oxygène libre tue, mais qui, pour vivre, détruisent les tissus voisins pour leur prendre leur oxygène, sont nommés *anaérobies*, (Le vibrion septique). Entre les deux il y a des intermédiaires suivant la loi générale (*natura non facit saltus*).

« Toute cellule vivante, dit Pasteur, a besoin, pour vivre et se développer, de trouver quelque part une source d'énergie ; quand la levure est exposée au libre contact de l'air, la source de cette énergie réside dans la combustion respiratoire de la matière sucrée qui fournit la chaleur nécessaire. Mais, quand la levure est submergée, cette source d'énergie fait défaut et, cependant, les besoins de la cellule restent les mêmes. Alors un nouveau phénomène apparaît : la levure prend au sucre l'oxygène dont elle a besoin et, en même temps, elle le dédouble en alcool et en acide carbonique avec production de chaleur. Toutefois cette chaleur est bien moins abondante que celle que fournit la combustion complète du sucre, quand la levure vit à l'air libre : elle n'en représente guère que la dixième partie. Il en résulte que la levure est obligée de détruire dix fois plus de sucre pour produire le même effet. C'est là la source de ce qu'on a appelé le caractère ferment, c'est-à-dire la disproportion entre la matière morte transformée et le poids de matière vivante entrée en action. »

Maintenant que nous connaissons un peu nos ennemis, quel est leur rôle ?

1° Ils déterminent toutes les fermentations, la putréfaction, la corruption des substances végétales ou animales.

2° Ils fabriquent des poisons absolument semblables à ceux que l'on retire des plantes.

Certains de ces poisons ont été manipulés de façon à produire des vaccins : tétanos. diphtérie, érysipèle. D'autres microbes produisent des substances colorantes : pus bleu, pus orangé, vert, etc.

D'autres des odeurs spéciales : ozène.

Les microbes peuvent amener la mort :

1° Par les poisons qu'ils sécrètent.

2° Parce qu'ils absorbent l'oxygène du sang (charbon aigu).

3° Parce qu'ils oblitèrent les vaisseaux d'organes essentiels à la vie (thromboses et gangrènes).

Si les agents pathogènes pénètrent en quantité suffisante dans l'économie, si leur virulence est en activité, s'ils s'introduisent par une porte favorable, si le milieu au sein duquel ils tombent est propice à leur évolution; si, d'autre part, l'économie, influencée par des causes extérieures, par des chocs, par le froid, la faim, la misère, le surmenage, par des intoxications dérivées du monde ambiant, par des perturbations des viscères ou de l'ensemble des cellules, etc. n'offre pas une résistance par trop vive, l'affection commence. Une série de désordres morbides, des symptômes divers se manifestent. L'œuvre des agents pathogènes va se réaliser (Bouchard, tome 2, page 120).

TROISIEME CONFÉRENCE

Nous avons vu, dans la première conférence, que des agents pathogènes (c'est-à-dire engendreurs de maladies) étaient la cause des complications des plaies.

Nous avons, dans la seconde conférence, étudié rapidement un certain nombre de ces agents pathogènes ou microbes.

Dans cette troisième conférence, nous examinerons les moyens qui nous permettront de lutter contre ces agents nuisibles.

Ces moyens sont des substances chimiques nommées antiseptiques.

Nous aurons donc, aujourd'hui, à nous occuper des antiseptiques, de leur étude individuelle, de la façon de les appliquer, du choix de chaque antiseptique pour chaque plaie ou complication et, par conséquent, des diverses espèces de plaies et des pansements à faire à chacune d'elles.

A. — Les Antiseptiques

Généralités. — Le choix d'un antiseptique ne peut être déterminé par des expériences de laboratoire.

Chaque antiseptique, en effet, obéit à des lois spéciales. L'expérience clinique a établi qu'ils ont leurs avantages respectifs. Celui-ci est plus maniable, moins dispendieux, mieux utilisable pour telle région, de toxicité moindre aux doses agissantes. C'est de ces raisons pratiques, bien plus que de leur comparaison expérimentale, que la chirurgie s'inspire.

De plus, ils peuvent agir les uns sur les autres pour modérer l'effet antimicrobicide attendu.

Ainsi : si la chaleur augmente d'une façon générale le pouvoir microbicide des antiseptiques ; par exemple : l'acide phénique à 5 0/0 et à la température ambiante ne tue les spores du charbon qu'en 30 *ou* 40 *jours* ;

Portez cette même solution à 40 degrés, vous obtenez le même résultat en *4 heures* ;

Portez-la à 55 degrés, vous aurez le résultat cherché en *2 heures*.

Par contre :

L'alcool absolu annihile le pouvoir bactéricide de l'acide phénique et du sublimé. Ajoutez de l'eau (70 0/0 au moins), ces substances reprennent leur pouvoir.

La glycérine, elle aussi, arrête le pouvoir germicide des solutions de sublimé à 2 p. 100, quand la proportion d'eau à laquelle est mélangée la solution n'atteint pas 40 p. 100.

L'action de la glycérine sur le pouvoir microbicide de l'acide phénique est encore plus forte. Il faut ajouter alors au moins 80 p. 100 d'eau.

L'huile d'olive enlève toute action microbicide à l'acide phénique.

« Certes il est intéressant de savoir que le streptocoque est surtout sensible au bichlorure de mercure et le vibrion septique à l'acide phénique ; que c'est dans les dérivés du goudron que nous trouvons le plus de substances exerçant une action sur le bacille tuberculeux ; que l'iodoforme est un poison pour les anaérobies, etc. » (Forgue et Reclus : *Traité de Thérapeutique chirurgicale*, 2e édition, tome Ier, page 46).

Cette antisepsie spécifique serait l'idéal, mais nous en sommes d'autant plus éloignés que, le plus souvent, c'est à des associations de microbes qu'est due l'infection.

On a donc essayé de copier la nature et d'associer les antiseptiques, comme elle associe les microbes et, ce faisant, on est arrivé à doubler et à multiplier leur puissance. Ainsi le phénosalyl, dont la formule compliquée comprend 7 ou 8 antiseptiques différents dans diverses proportions.

Il y a, d'ailleurs, plusieurs formules de phénosalyl.

Avant de passer à l'étude particulière de chaque antiseptique, il est bon de remarquer que la tendance actuelle paraît être de modérer l'emploi des antiseptiques. On ne noie plus une plaie sous des flots de liquide antiseptique.

Entre un bouillon de culture, en effet, disent Forgue et Reclus, qu'on peut assaisonner, à fortes doses, d'un agent antiseptique, et notre milieu organique, l'analogie est impossible. Dans le sang et la chair musculaire, en présence de toutes les sécrétions muqueuses, les antiseptiques sont moins actifs que dans les bouillons de culture. Ainsi le bichlorure de mercure et le nitrate d'argent qui sont, cependant, des antiseptiques puissants sont précipités par les albuminoïdes de nos tissus. S'il fallait appliquer aux tissus vivants la dose nécessaire à la destruction des germes, on frapperait de mort l'élément anatomique, c'est-à-dire la cellule du corps humain, avant le micro-organisme.

Actuellement on opère à sec, le plus possible, et on se sert des liquides les moins caustiques ; le meilleur paraît être l'eau salée ou le sérum artificiel dont la composition est la plus voisine de celle du sang et, partant, le plus inoffensif pour nos tissus.

B. — Etude de chaque antiseptique pris a part.

1° L'*acide phénique* a été le premier employé par Lister.

Il a contre lui *son odeur*. Cette objection est tombée. Du moment qu'il guérit mes malades, disait Guyon, l'acide phénique n'a plus d'odeur.

Ses propriétés irritantes. — Il y a, évidemment, une susceptibilité propre de la peau, touchée par l'acide phénique, (certaines personnes ne peuvent être pansées ou toucher cette substance, sans voir survenir une éruption à forme eczémateuse), mais, la plupart du temps, les propriétés irritantes tiennent à une préparation mal faite. Ainsi j'ai le souvenir d'une personne qui, atteinte d'un début de panaris, voulut, sans ordonnance médicale, prendre un bain du doigt malade dans une solution phéniquée ; elle s'endormit, le doigt trempant dans sa solution, mais fut réveillée, au bout de quelques heures, par une douleur violente : l'acide phénique de la solution était remonté à la surface du liquide et avait amené une brûlure profonde.

Sa toxicité. — Cette objection est plus sérieuse. On constate, en effet, une intoxication générale qui se caractérise par des urines foncées (vert olive, brun ou noir), par des urines, en même temps, diminuées considérablement de volume.

Par un abaissement de la température.

Comme conclusion pratique : l'acide phénique ne doit être employé qu'avec de grandes précautions dans les plaies profondes, sur les muqueuses, chez les enfants ; et jamais pendant trop longtemps.

2° *Phénosalyl.* — C'est un liquide stable. Facilement transportable, se mélangeant très bien avec l'eau, à condition d'agiter le mélange.

Son énergie est triple de celle de l'acide phénique. On doit l'employer en solution à 1 p. 100, au lieu de 3 p. 100 d'acide phénique. Sa toxicité est trois fois moindre ; pour tuer un lapin, il faut : acide phénique, 6 centigr. par kilog. ; phénosalyl, 20 centigr. au moins.

Malgré tous ces avantages, il est bon de le manier avec prudence. J'ai vu une brûlure produite sur le pied d'un enfant qui, voulant prendre un bain de pied phénosalylé, n'avait rien trouvé de mieux que de verser le phénosalyl pur dans le bain où il avait déjà les pieds ; le phénosalyl, par son poids, était descendu droit sur le pied et avait agi comme caustique.

3° *Crésols et dérivés.* — Ces produits ont été découverts et lancés dans la pratique par Frænkel et Laplace. Ce sont des produits dérivés de la houille, comme l'acide phénique, mais à un point de distillation supérieur à celui auquel on obtient l'acide phénique.

Leur pouvoir antiseptique est plus énergique.

Leur toxicité est quatre fois moindre.

On peut citer parmi eux : la *crésoline, le lysol.*

Leur mode est passée ; ils donnent, en effet, des solutions troubles, savonneuses ; ils rendent les mains onctueuses. Le meilleur serait le *tricrésol*, mélange pur et soluble des trois crésols de la houille (O.M.P.) exempt de tout dissolvant.

Il est limpide, bon marché, d'odeur agréable. La solution est de 50 centigr. à 1 gram. p. 100 d'eau. C'est un désinfectant trois fois supérieur à l'acide phénique. Les solutions sont limpides, nón caustiques, non lubrifiantes.

4° *Sublimé.* — Solution de bi-chlorure de mercure à 1 p. 1000. Très en vogue autrefois, on commence à le laisser un peu dans l'ombre pour les raisons suivantes :

a). Le bi-chlorure se précipite en présence des liquides organiques.

b). Il attaque tous les instruments métalliques.

Pour les mains des chirurgiens et des aides, c'est un excellent antiseptique.

Pour tous les objets non métalliques, c'est le meilleur.

c). On s'en sert à doses faibles, pour toutes les plaies en surface, non anfractueuses.

La liqueur de Van Swieten qui est une solution de bichlorure, a la formule suivante :

Bi-chlorure de mercure...............	1 gr.
Alcool..................................	100 gr.
Eau.....................................	1000 gr.

On la dédouble en y ajoutant un litre d'eau et on neutralise ainsi l'action d'arrêt de l'alcool sur le bi-chlorure.

d). Le bi-chlorure, ou sublimé, est toxique pour les téguments : plaie ou environs de la plaie, mains des opérateurs. Il est toxique, par absorption, sur les sujets qui en abusent et cette toxicité se traduit par les symptômes suivants :

1° Colique, diarrhée, stomatite, salivation.

2° Vomissements, diarrhée sanguinolente, liseré blanchâtre sur les gencives. Urines rares et rouges. Tels sont les deux principaux degrés de cette intoxication.

5° *Chlorure de zinc.* — Il agit surtout comme caustique, à la solution 1/15 ou 1/10 ; on s'en sert pour toucher les points les plus malades de la plaie septique.

6° *Permanganate de potasse.* — Solution 1/1000 ou 1/2000. Il n'est ni caustique, ni toxique, ni coûteux, très soluble dans l'eau.

Il atteint les microbes en dégageant de l'oxygène qui pénètre les tissus. On peut s'en servir pour l'irrigation des grands foyers infectés, où pullulent les microbes anaérobies.

Il a l'inconvénient de tacher tout et de sentir horriblement mauvais, au renouvellement des pansements.

7° *Acide borique.* — Antiseptique anodin. Il s'emploie :

1° Dans les régions où les organes ne toléreraient pas un agent irritant. Ex. : œil, nez, oreille.

2° Pour les lavages d'une région où une certaine quantité de liquide risque d'être absorbée : la plèvre, la cavité buccale.

3° Pour les pansements des grandes surfaces dénudées. On l'emploie généralement en solution à 4 0/0.

On peut lui associer le thymol et l'acide salicylique.

8° ***Microcidine***, ou naphtolate de soude. A 5 0/0, c'est un antiseptique de valeur pour faire bouillir les instruments, ou pour dégraisser les mains.

9° *Iodoforme.* — Cette substance a été d'abord très vantée, puis très décriée par les mêmes chirurgiens. Elle reste, cependant, une des substances antiputrides les plus précieuses.

L'ostracisme de l'iodoforme (Kocher a été jusqu'à se demander si on ne devait pas le proscrire de la pratique chirurgicale) tient à l'exagération des doses auxquelles on l'employait.

Les accidents qu'il peut produire sont :

I. *Locaux.* — L'érythème vésiculeux qui tient à une prédisposition des tissus sur lesquels on l'applique.

Quant à la douleur que certains malades éprouvent après l'application de l'iodoforme, elle ne peut être attribuée également qu'à une idiosyncrasie, car, d'après son origine chimique, l'action de l'iodoforme devrait être plutôt analgésiante.

II. *Généraux* : 1° Légers. — Ils se traduisent par de l'inappétance et surtout par le signe de Poncet. Lorsqu'un blessé, pansé à l'iodoforme depuis quelques jours, se sert d'une cuillère d'argent, ou argentée, il trouve à sa nourriture et même à la cuillère le goût *d'ail*.

2° Graves. — Ces empoisonnements se traduisent par du délire : le malade arrache son pansement et sort de son lit, surtout la nuit ; puis il tombe dans l'affaissement.

Il ne faut pas s'en servir sur des surfaces qui saignent, ni sur des tissus gras.

Son grand avantage réside dans l'action continue de son pouvoir désinfectant ; de plus, c'est le meilleur stimulant pour la cicatrisation. C'est par décomposition chimique lente et dégagement d'iode libre que s'exerce cette action topique.

C'est l'antiseptique de choix pour les anaérobies (tétanos, vibrion septique), pour toutes les plaies ayant été en contact avec la terre, pour celles qui se compliquent de clapier et de décollements.

Il a pour succédanés : l'iodol, l'aristol, le diiodoforme, plus ou moins inodores.

10° Il reste à énumérer les produits suivants :

I. Salol. — Poudre blanche, d'odeur agréable.

II. Sous-nitrate de bismuth (Poudre absorbante).

III. Sous-gallate de bismuth (dermatol). Peut s'employer avec quelques avantages chez les enfants dont la peau supporte mal l'iodoforme.

C. — De l'emploi des antiseptiques pour chaque espèce de plaie.

Connaissant les propriétés générales des antiseptiques, connaissant aussi les propriétés particulières à chacun d'eux, dans quel cas faut-il employer tel ou tel et comment faut-il l'employer, ou même faut-il en employer un ?

Pour répondre à ces trois questions il est nécessaire de faire une étude des plaies et des pansements qui conviennent à chaque espèce de plaie.

On peut se trouver en présence de trois espèces de plaies, au point de vue des pansements et de l'emploi des antiseptiques.

1° *Plaie aseptique sûrement.* — Exemple : une plaie opératoire qui a été faite suivant toutes les règles de l'aspsie ; une plaie accidentelle qui n'a eu ni le temps, ni l'occasion de se souiller.

2° *Plaie d'asepsie incertaine, douteuse.* — Exemple : un blessé arrive avec un pansement mal fait sur une plaie toute récente, mais qui peut être infectée par la sepsicité des linges employés (Vous vous coupez le doigt, vous mettez votre mouchoir dessus pour arrêter le sang).

3° *La plaie est manifestement infectée, septique.* — Le pus le prouve.

I. — PLAIE ASEPTIQUE.

Dans ce cas, la réunion immédiate est la règle; elle ne reconnaît d'autre contre-indication que la trop grande étendue de la perte de substance.

I. *Avantages* de la réunion immédiate :

a). Elle épargne le temps, les dépenses, les forces du blessé.

b). L'occlusion des surfaces les préserve des dangers d'infection ultérieure.

c). Au lieu d'une granulation lente, d'une cicatrice bridée, saillante, rétractile, irritable, elle donne une ligne souple peu adhérente aux tissus profonds et rarement douloureuse.

II. *Conditions de réussite.* — La condition essentielle est l'absence de germes pathogènes. Il faut en plus :

1° L'intégrité des tissus ;

2° L'absence de corps étrangers ;

3° L'affrontement exact des tissus divisés;

4° La protection et le repos de la plaie.

I. *Intégrité des tissus.* — Les surfaces à affronter doivent avoir une vitalité suffisante. Il ne faudra donc pas réunir des plaies contuses, mâchées, décollées, aux lambeaux livides, insensibles et froids.

Encore peut-on quelquefois réussir si cette mortification des tissus n'est que superficielle ; la vitalité des tissus profonds résorbe les éléments superficiels détruits.

II. *Absence de corps étrangers.* — Il faut épargner à la plaie toute cause d'irritation ; or, tout corps étranger nécessite un travail de résorption ou d'enkystement qui contrarie la réparation. Les caillots sanguins eux-mêmes doivent être considérés comme des corps étrangers. Aussi faut-il en débarrasser les plaies.

Dans les plaies aseptiques il faut éviter les irrigations antiseptiques du foyer ; elles ont toujours une action caustique qui laisse derrière elles des cellules mortifiées, cellules qui jouent véritablement le rôle de corps étrangers.

III. *Affrontement exact.* — On supprime le drainage dans les plaies aseptiques, mais il faut réunir exactement les surfaces séparées. Il est clair, en effet, que, si la plaie n'est pas réunie dans toute sa profondeur, exactement, il restera des vides, des creux, des endroits morts où les micro-organismes trouveront un excellent terrain de culture.

On obtient cet affrontement par des sutures profondes et superficielles.

IV. *La protection et le repos de la plaie.* — Cette quatrième condition s'obtient par le pansement.

Le pansement doit être compressif surtout sur les points déclives de la plaie ; il assure ainsi l'affrontement exact des surfaces et maintient cet affrontement tout le temps qu'on ne juge pas à propos de renouveler le pansement.

Pansements à appliquer sur une plaie aseptique. — Pansement sec.

Trois formes du pansement sec ont été préconisées pour le traitement des plaies aseptiques :

1° Le pansement *aseptique sec* ;

2° Les pansements *collodionés* ou autres ;

3° Le pansement *antiseptique sec*.

1° *Pansement aseptique sec.* — Sur une plaie complètement close, des compresses de gaze stérile sont tassées à petits plis sur la surface et réalisent la compression hémostatique. Puis des nappes d'ouate autoclavée enveloppent la région et sont maintenues par des bandes passées également à l'autoclave.

Ce pansement a l'avantage d'éviter les poudres antiseptiques qui peuvent quelquefois agir comme corps étranger et de ne comporter que le prix net des étoffes sans les produits pharmaceutiques dont le prix peut devenir considérable dans un hôpital.

2° *Pansement collodionné.* — On a poussé plus loin la simplification du pansement (Plus de pansement, dit Roux de Lausane). Puisque la plaie est aseptique, bien réunie, à quoi bon la recouvrir de substances inutiles et coûteuses? Remplaçons tout cela par un vernis antiseptique.

On recouvre donc la plaie, suturée et asséchée, d'une couche de collodion iodoformé ou mieux de kollasine, qui résiste aux liquides de l'organisme.

3° *Pansement antiseptique sec.* — C'est donner une garantie de plus à la plaie que de compléter l'action occlusive du pansement par son action antiseptique.

Si quelque sécrétion, sang, ou sérosité, en émane, elle trouvera devant elle des pièces antiseptiques qui s'opposeront à toute culture.

Si la plaie était matériellement aseptique, rien n'en sortant, rien ne pourrait se cultiver, mais il n'est pas possible d'affirmer cette stérilité absolue,

Donc, l'antisepsie du pansement maintient l'asepsie de l'opération.

Pour obtenir cette antisepsie du pansement, on procède comme suit :

On saupoudre la ligne des sutures d'une poudre antiseptique ;

On applique par-dessus des tampons chiffonnés de gaze autoclavée ;

On y surajoute une couche d'ouate hydrophyle (sublimée) ;

Puis une couche de coton aseptique.

4° *Supériorité du pansement sec. Sa théorie.* — *a*). La nappe de gaze, aux plis élastiques, uniformise la compression, s'interpose entre la ligne des sutures et les brins d'ouate qui pourraient adhérer à la plaie, assure enfin une réserve d'antiseptiques contre les filtrations possibles.

b). L'ouate hygroscopique absorbe ces filtrations, si elles se produisent, les fait diffuser dans sa masse.

c). *Le Coton* ordinaire, imperméable aux liquides, empêche qu'une sécrétion de médiocre quantité, venue de la plaie, aboutisse, en une traînée rapide, aux couches extérieures du pansement et ouvre ainsi une voie à l'infection qui pénètre de dehors en dedans, à travers les pièces mouillées. *Le but final est la siccité du pansement.*

On voit comme ce pansement diffère du pansement dit de Lister (pansement antiseptique humide).

Nous avons appris que l'humidité est favorable au développement des germes, qu'un milieu de culture devient stérile quand on le prive de liquide, que la pullulation des germes s'arrête dans un pansement où les sécrétions subissent un dessèchement rapide. De là, notre choix de matériaux absorbants et perméables à l'air permettant une évaporation prompte des liquides et leur mise au sec. L'idée n'est pas neuve ; dès la fin du siècle dernier, Pibrac écrivait l'éloge du pansement sec. Il a fallu tout un siècle pour revenir à ces notions.

Changement des pansements

Deux points sont à considérer pour le changement du pansement :

1° *L'importance du repos de la plaie.*

2° *Les indications absolues d'un changement.*

I. Repos de la plaie. — L'air, depuis la méthode antiseptique, n'est plus l'ennemi le plus redouté des plaies.

En 1810, Kern préconisait le pansement ouvert, qui est le nihilisme en fait de pansement.

En 1850, Burow, de Kœnigsberg, guérissait cinquante amputés sur soixante-deux en laissant leurs moignons à l'air.

Le pansement prémunit la plaie contre les contacts ou les chocs extérieurs, contre les contaminations, soit extérieures au blessé, soit tenant à son état constitutionnel. De plus, en immobilisant les surfaces malades, il empêche le tiraillement des fils de suture, maintient le contact des surfaces affrontées et empêche les hémorrhagies et les résorptions toxiques.

II. Indications du changement de pansement.

En cas de plaie aseptique, on peut attendre :

a). La réunion de la plaie. Pour cela, il n'y a pas de délai, tout dépend de la profondeur de la plaie ; la moyenne est huit jours.

b). Tolérabilité des fils de suture. — On ne peut fixer de règle : entre 4 ou 5 jours et 8 ou 10. Si la peau se gonfle auprès des points de suture, ou devient rouge, il faut faire sauter le point de suture.

En règle générale, toutes les fois qu'un malade souffre, a de la fièvre, se plaint, ou toutes les fois que le pansement est traversé, il faut le changer.

On a essayé *des pommades antiseptiques* pour servir de transition entre le pansement sec et le pansement humide. On se sert pour cela de vaseline boriquée, iodoformée, etc. « Le pansement gras, disait Camper, est ami des nerfs, il flatte les parties sensibles. »

II. — Plaie d'asepsie incertaine

Dans ces cas la réunion immédiate totale étant généralement contre-indiquée, le mode de pansement doit être différent.

Il consiste alors en :

1° Irrigations antiseptiques ;

2° Drainage de la plaie ;

3° Pansement plus occlusif (plus serré) ;

4° Il doit être absorbant ;

5° Le changement des pansements est plus fréquent.

I. *Les irrigations* antiseptiques sont nécessaires avant et pendant l'opération pour débarrasser la plaie de tous les germes qu'elle peut contenir.

II. *Le drainage* a pour but de permettre l'écoulement des liquides putréfiés qui peuvent se former au fond de la plaie. On se sert soit de drains en caoutchouc, soit de gaze iodoformée chiffonnée à petits plis. Cette gaze sert d'échelle à l'aide de laquelle le pus s'élève des couches profondes de la plaie, jusqu'à la superficie. Elle fait, en outre, un tamponnement hémostatique et comble les points morts.

S'agit-il de plaies causées par un traumatisme où les risques d'infection originelle sont impossibles à mesurer, l'antisepsie devra être plus rigoureuse ; il faudra faire des débridements, supprimer certaines parties qui ne pourraient reprendre vie, faire des irrigations chaudes et antiseptiques. De grandes chasses, sous pression, d'eau salée à 7 p. 1.000, la plus chaude possible, 50° à 60° (Forgues et Reclus) ; cela fait de l'hémostase en même temps que du nettoyage ; on achève le nettoyage par de petits coups d'éponge dans les coins rebelles à se débarrasser des substances étrangères.

Dans certaines plaies il est bon de pousser dans des anfractuosités que l'on ne peut mettre à jour, des tampons de gaze recouverte de pommade iodoformée ; ils font de l'hémostase, du drainage et ont une action antiseptique lente et sans danger d'intoxication.

III. *Le pansement doit être plus occlusif.* — La plaie n'ayant pu être resserrée par les points de suture, il faut que le pansement y remédie ; on y arrive par une compression plus forte au moyen de tampons de gaze ou de coton placés de façon à rapprocher les bords de la perte de substance.

IV. *Le pansement doit être absorbant.* — Le type du pansement absorbant est le pansement de Guérin où, sur des masses de ouate aseptique ou antiseptique, on serre de toutes ses forces au moyen de bandes de gaze d'abord, puis de toile (cela n'est assez serré que lorsque cela l'est trop). Le pansement terminé doit faire entendre à la percussion une résonnance semblable à celle de la cage thoracique.

V. On doit laisser un pansement en place le plus longtemps possible. Les indications du changement sont les suivantes :

a). *La douleur*, si elle persiste au delà du premier jour et s'accompagne de troubles généraux.

b). *La rougeur* des téguments voisins ; si c'est une véritable lymphangite, l'exploration des ganglions voisins le montre.

c). *L'odeur* n'a d'importance que si elle revêt le caractère gangréneux.

d). *La température* du blessé. C'est l'élément principal. Toutefois, si la fièvre apparaît le premier jour, il faut attendre : ce n'est qu'un phénomène de réaction opératoire.

Si elle survient au troisième jour ou au quatrième et augmente en s'accompagnant de douleur dans la plaie, il faut voir la cause de ce phénomène et, par conséquent, défaire le pansement.

Les règles pour le changement du pansement sont les mêmes que pour le premier pansement.

II. — Plaies infectées manifestement

I. Il faut absolument, dans ces, cas une *désinfection secondaire*. On l'obtient par les procédés suivants :

1° *Lavages à l'acide phénique*, non seulement de la plaie, mais des parties avoisinantes.

2° *Ablation* de tous les tissus contaminés ou simplement d'aspect louche ; on se sert pour cela soit des ciseaux, soit du bistouri, soit de la curette.

3° *Ouverture* de tous les clapiers, culs-de-sac, trajet d'éclatement ; de façon à bien étaler la plaie et à la voir jusque dans ses moindres replis cachés.

4° *Cautérisation*. — On se sert du chlorure de zinc.

II. La désinfection terminée on procède *au pansement*. On peut employer le pansement :

1° *Humide simple*.

2° *Bains, irrigations, pulvérisations, chaleur*.

1° *Pansement humide simple*. — Ce pansement, réservé aux plaies de peu d'importance, plaies contuses infectées, se fait de la façon suivante. On trempe dans une solution phéniquée faible ou phénosalylée des compresses de gaze ou de lint; la solution doit être aussi chaude que possible; on recouvre d'une toile inperméable. On renouvelle toutes les heures.

2° Aux plaies plus graves, plus infectées on oppose :

a). *Les bains.* — Le bain s'applique dans tous les cas de plaie par broiement. Il est préférable aux simples irrigations : le bain repose. Le bain prolongé est une des conquêtes les plus utiles de la chirurgie contemporaine. Le bain doit être donné très chaud, aux environs de 30° ou 35°, et doit durer deux ou trois heures.

Dans l'intervalle des bains, le membre blessé est enveloppé de compresses imbibées d'une solution antiseptique chaude.

b). *Les irrigations.* — L'irrigation continue, en vogue il y a quelques années, est remplacée par des lavages plus ou moins longs et plus ou moins renouvelés.

c). *Pulvérisations.* — Les pulvérisations sont réservées pour les parties du corps qu'il est impossible de baigner; elles font le pendant des irrigations.

d). *La chaleur.* — Toutes ces méthodes doivent être appliquées au moyen de liquides à une température élevée; la chaleur, en effet, augmente la valeur microbicide des antiseptiques. On est allé jusqu'à proposer le *flambage* des plaies. Ce que le fer ne guérit pas, ce que les désinfectants ne suffisent pas à détruire, le feu le purifie. L'axiome n'est pas nouveau. D'après Félizet cette méthode consiste à projeter sur la surface à assainir une flamme de 1500° à 1600°; cette chaleur détruit les germes en même temps qu'elle provoque une énergique réaction. On explique ainsi son action : cette chaleur gazeuse déshydrate les cellules organiques et supprime, en les desséchant, la vie des germes qui les entourent ou les habitent. Il faut protéger les lèvres de la plaie par des compresses humides et antiseptiques, et ensuite ne pas faire porter plus de deux secondes l'action de la chaleur sur le même point.

QUATRIÈME CONFÉRENCE

Anesthésie.

Autrefois (avant 1846), un chirurgien mis en présence d'une plaie prenait son bistouri et opérait. On ne lui demandait que d'opérer *cito, tuto et jucunde*, rapidement, sûrement et sans trop de douleur.

Actuellement les anesthésiques ont rendu inutile le dernier terme (*jucunde*, sans trop de douleur); l'anesthésie supprimant toute douleur, l'opération répond toujours au mot *jucunde*. Le mot *tuto* (sûrement) ne dépend que de l'habileté du chirurgien. Quant au troisième terme, qui avait la plus grande valeur avant l'anesthésie, il l'a perdu depuis, la narcose pouvant se prolonger aussi longtemps qu'il le faudra pour faire une opération complète et sûre.

On distingue deux modes d'anesthésie :

(A. ***Générale,***

B). ***Anesthésie locale***.

A. Anesthésie générale.

L'anesthésie générale s'obtient par des inhalations de vapeurs d'éther ou de chloroforme. Nous allons étudier l'une et l'autre méthode comparativement et en même temps.

a). L'éther a été inauguré en 1846 (17 octobre). Il a été détrôné, une année après, par le chloroforme venu d'Edimbourg. Avant de passer à des détails plus complets il est bon de se rendre compte de certaines notions générales.

Pour juger de l'innocuité et de la valeur d'un anesthésique, il faut connaître la zone maniable de cet anesthésique, c'est-à-dire la distance (quantité de vapeur à absorber) qui sépare la dose anesthésique de la dose mortelle. Or, cette distance est *trois à quatre fois* plus considérable pour l'éther que pour le chloroforme.

Pratiquement les statistiques tendent à démontrer que l'éther est de *quatre à cinq fois moins dangereux* que le chloroforme. Ce qui correspond bien à peu près avec la théorie.

Inconvénients de l'éther. — Il s'enflamme facilement au contact d'une source lumineuse ou calorifique. Ce danger est presque nul si ces sources lumineuses ou calorifiques sont au-dessus du masque ou par côté. Il est grand, au contraire, si la chaleur arrive par-dessous. *Pourquoi ?* Parce que les vapeurs d'éther, plus lourdes que l'air, gagnent les parties basses. Il importe donc que les bougies, lampes, etc., soient bien au-dessus; quant aux instruments chauffés au rouge, on évitera le danger en plaçant un écran entre la source de chaleur et l'éther.

Avantages de l'éther. — Ils consistent dans une plus grande sécurité pour le chirurgien ; la distance entre la dose anesthésique et la dose mortelle étant plus grande, l'anesthésie peut être poussée à fond et maintenue plus longtemps.

Mode d'administration de l'éther. — On emploie un masque appelé masque de Julliard, lorsque l'on veut un mode sûr pour les inhalations d'éther. Ce masque, vaste sac en étoffe, doublé intérieurement d'une vessie imperméable, est assez large pour envelopper la face, assez profond pour constituer en avant une sorte de chambre à air dans le fonds de laquelle une éponge ou des doubles de gaze reçoivent l'éther. Il est muni d'un orifice pour l'entrée de l'air.

Mode d'administration du chloroforme. — Pour le chloroforme on se sert d'une charpente en fil de fer arrondie en forme de poire recouverte d'une couche de flanelle ; ce masque pourvu d'un manche s'applique sur la bouche et le nez, le manche, appliqué sur le front, sert à le maintenir; on imbibe seulement la flanelle de chloroforme au fur et à mesure.

Temps de l'anesthésie. — Avec le chloroforme on arrive plus vite à la narcose, mais on est obligé à une surveillance plus grande. Avec l'éther il faut un peu plus de temps, mais le résultat obtenu se maintient plus longtemps.

Pratiquement il faut, pour le chloroforme de 5 à 15 minutes. L'éther de 20 à 30 minutes

Période d'excitation. -- On appelle période d'excitation un état nerveux précédent l'anesthésie, pendant lequel le malade résiste et se contracte. Pour l'éther cette période est plus longue que pour le chloroforme, d'une façon générale.

Du reste, la durée de la résistance d'un sujet à l'anesthésie générale tient plutôt au tempérament du sujet (alcoolisme, tempérament nerveux), qu'à toute autre cause. Nous ne parlons pas de la mauvaise qualité de l'anesthésique. Dans ces cas, si vous êtes sûr de votre anesthésique, il ne faut pas hésiter à charger le masque de fortes doses, jusqu'à la résolution.

Vomissements. — Ils sont plus fréquents avec l'éther qu'avec le chloroforme.

Conclusion. — Il ressort des considérations ci-dessus que le chloroforme est plus dangereux que l'éther. Toutefois les petits enfants supportent mieux le chloroforme.

Cas où l'anesthésie générale est impraticable ou peu pratique. — 1° Le collapsus. On ne doit pas anesthésier un grand blessé dont le système nerveux, trop atteint, ne peut réagir.

2° On n'endort pas une personne atteinte d'une maladie de cœur avancée ou, du moins, sans prendre de grandes précautions de surveillance.

3° Il en est de même pour les malades atteints de lésions pulmonaires.

Comme procédé d'anesthésie générale il y a encore le bromure d'éthyle qui ne s'emploie que pour des opérations rapides ; la cocaïnisation de la moelle, procédé nouveau et qui demande à être étudié encore.

Technique de l'anesthésie. — Lorsque l'on doit endormir un malade il faut d'abord s'assurer que le malade peut être endormi. Pour cela on ausculte le cœur et les poumons, pour en vérifier l'intégrité. Il faut ensuite avoir recours à quelques procédés préliminaires,

Dans l'éthérisation on fait, dix minutes avant, une injection de morphine et d'atrophine. Cette injection facilite l'anesthésie.

Dans la chloroformisation on a préconisé une injection de sulfate de spartéine pour combattre les dangers pouvant venir du cœur.

Il faut enfin avoir sous la main un certain nombre d'instruments ou d'objets dont voici l'énumération :

Un écarteur des mâchoires.

Plusieurs éponges stérilisées montées sur pinces.

Plusieurs compresses.

Un ballon d'oxygène.

Une pince à tractions de la langue.

Un appareil électrique.

Enfin du sérum artificiel et la seringue de Roux pour l'injecter.

Tous ces instruments ou objets sont placés, dans un plateau stérilisé, à portée de la main de celui qui dirige l'anesthésie. Cet aide ne doit pas s'inquiéter de ce que fait l'opérateur, mais se contenter, et c'est déjà un rôle important, de surveiller son patient ; il tient le pouls et constate si la respiration se fait régulièrement. Il doit toujours être prêt à enlever le bonnet au moindre signe de défaillance de l'un ou de l'autre de ces organes.

Pratique de l'anesthésie. — Comment fait-on pour endormir un malade ?

Le malade étendu sur le lit d'opération, il faut lui enlever tout ce qui peut gêner sa respiration : col de chemise, gilet ou corset, ceinture, etc.

Cela fait, on commence par mettre sur les yeux du malade une compresse aseptique pour les préserver. On prend ensuite :

Pour *l'éther* le masque de Julliard dans lequel, ou plutôt sur l'éponge duquel, on a versé de l'éther et on emboîte avec l'orifice du masque la bouche et le nez du patient. Il n'y a plus qu'à bien maintenir son masque et à ajouter de temps en temps de l'éther.

Pour le *chloroforme* le petit masque qu'on applique sur le nez et la bouche, le manche touchant le front ; on le maintient par là.

Accidents possibles. — Une fois le masque appliqué sur le nez et la bouche du malade, il faut, pour se préserver ou pour prévenir les accidents possibles, contrôler le degré de la narcose.

Or il y a quatre moyen de contrôle.

1° *La disparition de la sensibilité.* Les membres et le tronc sont les premiers insensibilisés, puis les organes des sens ; ce degré de narcose est suffisant pour une opération courante.

2° *Le réflexe palpébral.* — Dans l'anesthésie complète on peut toucher, avec la pulpe du doigt, le globe de l'œil sans que les paupières se referment. Ce signe sert de régulateur d'anesthésie.

3° *Variations de la pupille.* — La pupille, dilatée d'abord, se contracte ensuite régulièrement, puis, lorsque le sommeil est profond, elle reste immobile et ponctiforme. Elle recommence à se dilater lorsque la sensibilité revient. On peut donc donner du chloroforme jusqu'à l'immobilité pupillaire, mais si la pupille se dilate brusquement, il faut suspendre l'administration du chloroforme ou de l'éther sous peine d'une syncope cardiaque ou respiratoire.

4° *La résolution musculaire.* — C'est le terme auquel on est obligé d'arriver pour réduire une fracture ou une luxation.

Nous voici en mesure de contrôler le degré de narcose de notre malade, à quels accidents pouvons nous avoir à remédier ?

Il y en a du côté du cœur et du côté de la respiration.

Dans l'éthérisation il faut surveiller la respiration. Il faut voir et entendre respirer son malade. Nous avions imaginé quand nous étions externes, mes camarades et moi, de mettre un fil flottant devant le nez du malade, tant que le fil était attiré et repoussé régulièrement, nous étions sûr que la respiration se faisait bien. Il faut aussi surveiller la face ; si, la respiration manquant, la face ne se trouble pas il suffit d'une flagellation pour rétablir la circulation (avec un linge mouillé et froid on donne deux ou trois coups sur les joues du patient).

Pour éviter les vomissements on tourne la tête du patient du côté opposé à celui où est l'opérateur.

En cas de syncopes il faut relever le menton en tirant la langue en dehors.

On fait, en même temps, la respiration artificielle, des tractions de la langue, de l'électrisation du nerf phrénique et, enfin, la trachéotomie.

Lorsque la syncope tient à un défaut du cœur, il faut abaisser le plus possible la tête. On fait aussi les tractions de la langue et, enfin, on peut avoir recours aux compressions précordiales rythmées.

B. Anesthésie locale.

Ce mode d'anesthésie a pour but d'insensibiliser seulement la partie sur laquelle va porter l'opération. On l'obtient par différents procédés :

1° Par des applications de mélanges réfrigérants : glace pilée ou bien deux parties de glace pour une de sel marin, le tout est enveloppé dans une compresse que l'on applique sur la partie à anesthésier.

2° Par l'évaporation de liquides bouillant à basse température et, par conséquent, empruntant pour se vaporiser de la chaleur aux tissus sur lesquels on les projette.

On a essayé, dans cet ordre d'idées, en premier lieu, les pulvérisations d'éther ; ensuite celles de chlorure de méthyle, de chlorure d'éthyle (Le chlorure d'éthyle est plus maniable, il bout à plus 10°. On le trouve en flacons préparés). Lorsque l'on a fait porter, pendant quelques minutes, sur une surface limitée de la peau le jet de chlorure d'éthyle, on voit la peau devenir subitement blanche, comme une feuille de papier : l'anesthésie locale est obtenue à ce moment là.

On s'est servi encore du coryl de Joubert, mélange des deux chlorures. Il bout à 0°, mais nécessite des appareils spéciaux.

L'anesthyl Bengué est plus maniable.

Tous ces anesthésiques ne peuvent servir que pour de petites opérations (ouverture d'abcès superficiels, ongle incarné).

3° Un troisième mode d'anesthésie locale consiste à faire dans les tissus des injections de substances anesthésiantes.

La cocaïne s'emploie en injections sous-cutanées. Tout autour de la partie à opérer et dans l'épaisseur des tissus on fait des injections d'une solution de cocaïne à 1 p. 100.

On a essayé, dans les mêmes conditions, le gaïacol, d'après les données de Lucas-Championnière.

DEVOIRS DES AIDES, AVANT, PENDANT, APRÈS L'ANESTHÉSIE

Avant. — La préparation du milieu opératoire est toute réalisée dans une salle d'hôpital. En dehors, elle consiste à désinfecter le plus possible tout ce qui pourra toucher le blessé.

Préparation du blessé. — Elle consiste à lui faire comprendre et accepter la nécessité de l'opération. L'opération acceptée par le blessé, il n'y a plus qu'à préparer la plaie et ses environs, comme il a été dit plus haut (1re conférence) et à aseptiser toutes les pièces de pansement ou instruments qui ont été désignés comme pouvant servir à l'opération.

Pendant. — Pendant l'opération chaque aide doit avoir son poste assigné et sa fonction désignée d'avance, dont il ne doit pas se détourner. Un aide est préposé à l'anesthésie, il n'a à s'occuper que de maintenir son malade endormi et d'éviter les complications possibles.

Un deuxième aide surveille le pouls et la respiration et sert de second au premier ; il l'avertit quand le pouls faiblit ou que la respiration prend un rythme anormal.

Les autres s'occupent de l'opération; l'un éponge les surfaces dès qu'elles sont sectionnés; l'autre fait passer les instruments demandés; un troisième enfin approche les pièces de pansement.

Après. — L'opération terminée, les aides ou, du moins, celui dans le service duquel est le blessé, ne sont pas libérés de tous soucis. Il peut survenir, en effet, des complications, des accidents plus ou moins immédiats.

A). *Le collapsus* post-opératoire est le plus prompt à survenir, quoique rare. Le collapsus se reconnait aux signes suivants. Face pâle avec sueur froide, traits tirés, yeux fixes, pupilles dilatées, extrémites froides, pouls fuyant, respiration superficielle.

Traitement. — Abaissez la tête pour faire affluer le sang au cerveau, réchauffez. Faites des injections sous-cutanées d'éther, etc.

B) Modifications dans la température.

Ces modifications se réduisent à deux :

1° *Hypothermie.* — Abaissement de la température.

2° *Hyperthermie.* — Elévation de la température.

I. Hypothermie. — On traite et l'on essaye d'obvier à cette complication par le réchauffement artificiel, par des stimulants du cœur (caféine ou sparteine en injection). Enfin par les injections de sérum artificiel dans le tissu sous-cutané.

II. Hyperthermie. — Ce mot qui veut dire tout bonnement fièvre, nous fournit, pour la surveillance des plaies, la plus précieuse et la plus exacte indication.

Il est bon, cependant, de se souvenir qu'il y a des fièvres aseptiques et des fièvres septiques.

a). *Fièvres aseptiques.* — Si un blessé peut guérir, et cela se voit souvent *sans fièvre*, il peut aussi guérir avec une *fièvre modérée* et même avec une forte fièvre.

Cette fièvre aseptique, débute après l'opération, atteint 38°, 39°. Elle oscille à ces hauteurs pendant 3, 4, 5 jours, puis tombe; cependant, pendant tout ce temps, le blessé a eu le pouls bon, le sommeil régulier, l'appétit en parfait état.

On explique cette poussée de température par le travail de résorption des éléments cellulaires, frappés de mort par le traumatisme ou par l'opération, que le torrent circulatoire répand dans l'organisme. On peut invoquer aussi un réveil d'une affection paludéenne ancienne, par la faiblesse nerveuse (tout le monde connait l'accès de fièvre du dimanche soir ou du lundi, à la suite de visites un peu longues aux blessés d'hôpital).

b). *Fièvres septiques.* — Si, au contraire, la fièvre ne débute qu'au troisième ou au quatrième jour, elle répond presque toujours à une infection. On comprend, en effet, qu'il faille ce temps pour que les bactéries aient pu produire une quantité agissante de toxines (Voir plus loin).

c). Les troubles cardiaques (syncopes), les troubles respiratoires (bronchite, dyspnée, etc), les troubles nerveux (douleurs, délire, etc), les troubles digestifs enfin (vomissements, etc), terminent, avec les troubles urinaires (anurie, polyurie), la liste des complications pouvant suivre une anesthésie générale.

CINQUIÈME CONFÉRENCE

A. Des plaies. — B. De leurs complications.

A. — *Nous nous occuperons, dans cette conférence, des différentes espèces de plaies suivantes* :

a). Plaies par instruments piquants.

(Cette catégorie va depuis la simple piqûre d'aiguille jusqu'au coup de bayonnette.)

b). Plaies par instruments tranchants. Cette catégorie va de la blessure faite par un couteau de poche mal manœuvré jusqu'aux grands coups de sabre.

c). Plaies par instruments contondants. Cette catégorie va du simple coup de pied ou coup de pierre, jusqu'aux désordres effrayants produits par les éclats d'obus.

d). Enfin nous étudierons, en quelques mots, les plaies, dites plaies envenimées : morsures de serpent, etc.

Avant d'aborder l'étude de chacune de ces plaies en particulier, il est bon de se remémorer que, d'une facon générale, la vitalité des tissus du foyer traumatique domine le traitement des plaies.

Au point d'application du corps vulnérant les éléments anatomiques sont détruits et la vie est éteinte C'est la *zone mortifiée* ; autour de ce point mort s'étend une zone où les échanges molléculaires se font encore, mais où leur activité est moindre. C'est ce que l'on appelle *la zone stupéfiée*, ou douteuse, dont la profondeur et la largeur varient suivant la forme de l'instrument, la force du coup, la région frappée, etc, etc.

Ainsi, dans les plaies par instruments *tranchants*, la zone stupéfiée est nulle, elle se réduit aux éléments qui ont été coupés en deux par le bistouri. Ces plaies doivent donc se réunir facilement par première intention, c'est-à-dire sans suppuration. Dans les plaies *contuses* on trouve, au contraire : une zone mortifiée, celle qui a été touchée directement par l'instrument vulnérant ; puis, en dehors, une zone stupéfiée de plus ou moins grande étendue. Ce sont les éléments des tissus de cette zone stupéfiée qui, au fur et à mesure de leur mortification, produiront ces débris gangrénoïdes que l'on appelle sphacèle. Grâce à l'antisepsie on arrive à localiser cette perte de substance. On y arrive en rendant la vie, par l'antisepsie, à bon nombre de cellules à moitié mortes, cela surtout en évitant les invasions purulentes du fonds de la plaie à la périphérie. En effet, si la zone stupéfiée est peu épaisse, elle est pénétrée par les cellules migratrices, qui tissent une trame nouvelle au milieu de cette masse aseptique, alors l'adhésion primitive est possible. On peut citer comme exemple les plaies contuses du cuir chevelu ou de la face qui se réunissent souvent par première intention.

Ces données générales posées, passons à l'étude de chaque espèce de plaie.

a). *Piqûres.* — Les piqûres agissent surtout en écartant les tissus, sans les sectionner, ni les déchirer. La réunion immédiate très rapide est la règle. Cependant, si quelque corps étranger a été introduit dans le fond de la plaie, il peut devenir une cause d'inflammation secondaire. Exemple : des débris de vêtements entraînés par le corps vulnérant lui-même ou des corps étrangers septiques portés par l'instrument, tel le panaris des cuisinières, les phlegmons des hommes de peine, venant à la suite d'une lésion produite par un instrument forcément septique. Le traitement des piqûres consiste en pressions du fonds à la surface, pour extraire le plus possible les matières septiques inoculées ; un coup de bistouri, au besoin, en élargissant l'orifice d'entrée, permettra la sortie d'un corps étranger plus volumineux. S'il se produit une inflammation profonde, on aura recours encore au débridement et aux bains antiseptiques chauds.

Au point de vue militaire, les plaies par coup de bayonnette sont des piqûres et doivent être traitées de même. La lance, telle qu'on l'emploie actuellement, fait des blessures qui rentrent dans la même catégorie ; elle ne coupe pas, elle écarte simplement les tissus ; tout le danger vient de ce que la pointe vulnérante est ou peut être septique.

b). *Coupures.* — Plaies par armes tranchantes. — Dans ce deuxième cas, si l'instrument est très tranchant, si la section est nette, la zone stupéfiée est, pour ainsi dire, nulle ; elle se réduit au petit nombre d'éléments cellulaires qui ont été divisés en deux par le tranchant ; la réunion immédiate est donc la règle et ce qu'il y a de plus facile, à condition, toutefois, que l'instrument tranchant n'aura pas infecté lui-même la plaie. Il est arrivé à toute mère de famille de voir un de ses enfants se couper plus ou moins profondément et de voir cette coupure se réunir, en deux ou trois jours, sans laisser de traces, simplement par suite de l'affrontement exact et immédiat des surfaces sectionnées.

Au point de vue militaire, on ne voit guère que les coups de sabre qui rentrent dans cet ordre de plaie, et encore seraient-ils mieux placés aux plaies contuses, le sabre agissant autant par la force que l'on imprime au coup que par le tranchant de l'instrument.

Séparation complète d'un morceau d'organe. — Avant de passer aux plaies contuses, il est bon d'étudier ce cas particulier. Un bout du nez, de l'oreille, de l'un des doigts a été tranché d'un seul coup ; ne peut-on pas essayer de le remettre en place et en le maintenant par quelques points de suture, espérer qu'il reprendra vie ? L'expérience vaut la peine d'être tentée. En effet, la séparation nette d'une portion d'organe n'est pas toujours une cause de mort immédiate pour cette partie séparée. La vie reste assurée dans les tissus amputés tant que la cellule possède des matériaux nutritifs emmagasinés. Or ces substances ne s'écoulent point avec le sang, elles demeurent dans les espaces inter-fasciculaires et cette réserve est suffisante pour entretenir la vie pendant un temps assez long, car, dans le segment séparé, les actes se réduisent à la nutrition. Or il est démontré que, si la cellule a besoin de beaucoup de principes nutritifs pour fonctionner, il lui en faut très peu pour se nourrir. Georges Martin a réuni vingt-sept cas de nez replantés avec succès. Le temps après lequel une replantation d'organe n'a plus de chances de succès n'est pas connu, mais il n'est pas moindre d'une heure. Pour les doigts, naturellement, plus la partie amputée est considérable, moins on a de chances de réussite ; pour une phalangette, on peut espérer réussir dans la première heure qui suit l'amputation.

c). *Plaies contuses et contusions.* — C'est dans ces plaies que la zone stupéfiée est la plus considérable, doublant et triplant la zone mortifiée directement.

1° Il faut mettre immédiatement de côté les contusions simples, sans plaies, qui vont depuis le simple coup de poing qui occasionne ce que l'on nomme vulgairement un bleu ou léger épanchement de sang, jusqu'au coup de bâton, ou d'un autre instrument, qui amène une forte ecchymose, ou épanchement considérable de sang sous la peau. Le traitement de ces contusions se réduit à des applications d'eau froide ou d'eau blanche laudanisée, accompagnées d'une légère compression et, au besoin, de massages très doux, et l'on voit la tache sanguine, après s'être décolorée graduellement, violet, vert, bleu et jaune, s'effacer complètement.

Dans le cas de bosse sanguine, on établit une compression lente, modérée, progressive et continue ; on l'obtient au moyen de couches épaisses d'ouate sur lesquelles on roule des bandes de flanelle, puis de toile.

Si l'épanchement ne se résorbe pas, c'est au chirurgien à intervenir, soit par la ponction, soit par l'ouverture de la poche et l'évacuation du caillot.

2° L'instrument vulnérant a fait une déchirure des tissus et constitué ainsi *la plaie contuse*. La plaie contuse est caractérisée par l'étendue de la zone stupéfiée, zone que l'on aura de la peine à faire revenir directement à l'état normal. Aussi ne faut-il, dans ces cas, avoir qu'une médiocre confiance dans la réunion immédiate. Cependant, depuis l'antisepsie, on a pu l'obtenir quelquefois. Les plaies con tuses de la tête sont remarquables sous ce rapport ; on voit de grands lambeaux sectionnés, rabattus, ne tenant que par la base, se réunir une fois un bon pansement antiseptique réalisé. Nous en avons eu plusieurs exemples dans notre service de l'hôpital d'Annonay.

Le traitement, d'une façon générale, consiste en bains, pulvérisations, pansements humides. Dans beaucoup de cas particuliers on gagnera du temps en appliquant quelques points de suture.

3° Les plaies par armes à feu rentrent dans cette catégorie. On peut les diviser en :

a). Plaies à ciel ouvert (éclats d'obus).

b). Plaies plus ou moins profondes, produites par les balles, avec attrition plus ou moins grande des tissus.

c). Plaies en séton.

La réunion immédiate, dans ce cas là, est encore plus aléatoire que dans une plaie contuse simple, à cause des conditions générales du blessé et du milieu dans lequel il a été blessé.

Toutefois, les plaies en séton peuvent guérir sans ou presque sans suppuration, à la condition d'être maintenues sous un pansement véritablement antiseptique.

On peut aussi tenter la réunion partielle des plaies produites par les balles, plaies à ciel ouvert et à attrition considérable des tissus, nous touchons là, cependant, à la limite des efforts utiles permis.

Quant aux plaies par éclat d'obus, un seul traitement est à tenter : il consiste en lavages antiseptiques sérieux, en nettoyages de la plaie et en pansements humides.

Faut-il aller toujours à la recherche d'un projectile ?

Il n'est pas toujours bon de vouloir extraire, quand même, un projectile et cela à cause des débridements inévitables. Hutin a donné la statistique suivante : sur 400 blessés, 200 n'ont pas éprouvé d'accidents et, chez eux, par conséquent, l'extraction eût été inutile, sinon nuisible. Le trajet s'oblitère, le projectile s'enkyste dans les tissus qui le tolèrent. Pirogof, Verneuil recommandent de ne pas s'occuper du projectile.

Dans toutes les plaies des parties molles l'abstention d'exploration et l'abandon du projectile sont la règle.

Il en est de même lorsque les grandes cavités splanchniques sont ouvertes : crâne, poitrine, abdomen ; l'intervention doit se borner à remédier aux dégâts produits par le projectile : ouverture d'une artère, déchirure d'un viscère. En résumé, pour extraire une balle on ne consentira à aucun sacrifice nouveau. Le projectile n'est, en effet, responsable que des dégàts immédiats qu'il produit ; s'il ne coupe pas un nerf, s'il n'ouvre pas un vaisseau important, s'il ne brise pas un os, le mal n'est pas grand d'un trou à la peau et d'un trajet à travers les muscles (Forgues et Reclus, page 181).

Le mal ne peut venir que de l'inoculation du trajet par des matières septiques. Or, la balle est elle aseptique ? Les balles sont stériles dans leurs paquets ou enveloppes (Lagarde). D'autre part, une balle contaminée, n'est pas aseptisée pendant son trajet dans le canon de l'arme, par la flambée de la poudre ou la chaleur due au frottement. Un blessé peut donc être contaminé par une balle septique. Pour la pratique, ou une balle de fusil atteint directement, et alors elle ne reste pas dans les tissus, sa vitesse est telle qu'elle les traverse de part en part; ou bien la balle n'atteint l'homme qu'après avoir ricoché ou même blessé un autre homme, alors elle est forcément septique et déformée et, si elle s'arrête dans les tissus, il peut y avoir lieu à extraction,

Pour les éclats d'obus il y a presque toujours lieu à l'extraction, à cause des dégâts de contusions (zone stupéfiée), mais cette extraction doit être retardée le plus possible.

Malheureusement d'autres causes de contamination viennent compliquer la situation; éclats de bois, de terre, de pierre, débris des vêtements du blessé, tous ces corps étrangers septiques doivent être recherchés et éliminés, d'où la nécessité, pour cela, d'enlever en même temps l'éclat d'obus.

Le pansement consiste en lavages à l'acide phénique ou au sublimé, en drainages pour permettre l'issue des corps étrangers et en poudres antiseptiques.

d). *Plaies envenimées*. — Nous ne parlerons que des piqûres de scorpion et des morsures de serpent, les piqûres d'abeille ne produisant pas de lésions sérieuses.

Le scorpion tunisien peut, par ses inoculations venimeuses, amener des acidents mortels chez les petits enfants ou les vieillards. En France, ses inoculations n'amènent qu'un œdème localisé.

La vipère est plus à craindre, même en France.

D'après Viaud-Grandmarais, sa morsure a amené la mort 63 fois sur 563 mordus.

Le traitement immédiat consiste dans une forte compression à la racine du membre mordu. On l'obtient avec un mouchoir tordu au moyen d'un bâton quelconque : « le garot ». Claude Bernard a démontré, en effet, que l'on suspend ainsi à volonté, la pénétration dans le torrent circulatoire de la strychnine, du curare. Toutefois, cette compression ne doit pas être trop prolongée, sous peine d'amener la gangrène du membre. Sur la plaie même on a essayé de la succion, soit avec la bouche, soit avec des ventouses, avec l'intention de retirer le venin injecté. Un procédé meilleur consiste dans des injections, dans la plaie et autour de la plaie, de permanganate de potasse (de Lacerda) (elles doivent être faites dans les dix minutes qui suivent la morsure) ; ou bien d'hypochlorite de soude à 1/12. Cette solution, imaginée par Calmette, a une telle puissance que trois gouttes peuvent détruire 10 miligrammes de venin de vipère. L'injection faite on enlève la ligature. Heureusement Calmette a complété sa découverte et mis à la disposition des intéressés un sérum anti-venimeux que l'on peut trouver dans les sous-préfectures et que nous avons utilisé, pour notre part à l'hôpital, d'Annonay, il y a quelque temps, sur un enfant de 10 à 12 ans, mordu la veille ou l'avant-veille au pied, et amené dans un état grave ; une injection de sérum anti-venimeux nous le sauva.

B. — Complications des plaies.

Nous passerons successivement en revue :

Les hémorrhagies post-opératoires ou secondaires.

L'érysipèle.

Les diverses infections septico-pyohémiques.

Le tétanos.

La pourriture d'hôpital (Espèce éteinte).

a). *Hémorrhagies* — Une hémorrhagie peut être mortelle, alors qu'il existe encore dans le système circulatoire une suffisante quantité d'hématies (globules) pour entretenir la vie, mais la masse du sang est tellement diminuée que le cœur se contracte à vide. La mort, dans ce cas n'est pas due à la dépréciation globulaire, mais à l'impossibilité mécanique de la circulation. Ajoutez à cette masse immobilisée une quantité convenable d'une solution liquide qui n'altère pas les hématies, la vie redevient possible, vous donnez le branle au mouvement circulatoire ; les vaisseaux se remplissent, la pression artérielle se remplit et le cœur reprend son travail. Vous avez, non pas transformé l'élément vivant (le globule), mais vous lui avez donné l'élément liquide qui lui manquait, dans lequel et avec lequel il peut cheminer dans les vaisseaux. Vous avez évité l'obstruction par sécheresse (Théorie de Goltz, vérifiée); par des injections d'eau salée on ranime des grenouilles et même des chiens saignés à blanc.

Les injections de sérum se font au moyen d'un liquide ainsi composé :

Hayem	Eau stérilisée...........	1.000	grammes.
	Chlorure de sodium pur.	0.005	—
	Sulfate de soude........	0.010	—

L'injection se fait dans les veines du pli du coude ; on peut injecter jusqu'à 1.500 grammes.

Pour parer aux difficultés de l'injection intra-veineuse on a imaginé de faire des injections sous-cutanées. C'est Cantani qui a, le premier, essayé cette méthode sur des cholériques.

L'injection se fait avec le même sérum de Hayem ; on peut aller jusqu'à 500 et 1000 grammes de sérum. Pour aller plus vite on se sert d'un bock contenant deux litres et maintenu à 1 ou 2 mètres au-dessus du blessé ; un tube de caoutchouc amène dans l'aiguille qui a perforé la peau le liquide qui pénètre alors par le seul fait de la pesanteur.

b). *L'Érysipèle*.— On nomme érysipèle une complication fébrile que caractérisent des plaques rouges de la peau, limitées par un relief assez sensible et que produit un agent pathogène, le streptocoque de l'érysipèle, qui s'introduit dans les tissus à l'occasion d'une plaie quelconque.

C'est une complication qui devient de plus en plus rare depuis les progrès de l'asepsie et de l'antisepsie; on ne devrait plus la trouver que chez les blessés qui se sont contaminés avant leur entrée à l'hôpital. Evidemment nous en aurons toujours, mais de moins en moins, suivant les progrès de la propreté chirurgicale.

Causes.— Falisen et Dénucé l'attribuent à un streptocoque; d'autres, Verneuil, Fraenkel, Vidal pensent, au contraire que, suivant le champ sur lequel il se développe, ce même streptocoque peut produire toutes les infections des plaies. Il faut donc isoler les érysipèles pour éviter la contagion. L'érysipèle est contagieux.

Cependant une plaie peut, à la rigueur, porter et garder le germe de l'érysipèle. Si vous ne la faites pas saigner par un pansement irritant ou une exploration brutale, elle ne s'inoculera pas, sinon vous verrez, deux jours après, un bel érysipèle sur une plaie que vous considériez comme saine. Il faut donc éviter, autant que possible, de faire saigner une plaie en renouvelant les pansements.

Symptômes.— Les symptômes généraux sont ceux de toutes les infections des plaies : malaises, lassitude, courbature, céphalalgie. Puis viennent les symptômes immédiats: frisson considérable. Ce frisson est constitué par une sensation de froid, claquement des dents, la peau s'horripile et se rétracte. Sa durée est de trois-quarts d'heure environ. Après le frisson la fièvre, la température monte à 40°. Le malade est agité, souffre comme si un cercle de fer lui étreignait la tête ; il peut y avoir du délire, des vomissements; le pouls est rapide, la langue sale.

La plaie prend un aspect flétri, la suppuration se tarit; les ganglions se prennent ; des traînées rouges et douloureuses montrent le chemin suivi par l'infection. Enfin apparaît, au bout de 10 à 24 heures, la signature de l'érysipèle. Une zone rouge s'étend autour de la plaie ; cette zone a un ou deux centimètres de largeur ; elle est couleur lie de vin ; douloureuse à la pression, et surélevée au-dessus des parties saines ; en passant légèrement le doigt à plat on sent très bien le bourrelet. Tant que l'inflammation infectieuse persiste, la température se maintient entre 39° et 40°

Traitement. – Grâce aux antiseptiques on peut dire que l'érysipèle ne tue plus qu'exceptionellement.

Le traitement général consiste en un léger purgatif au début, pour débarrasser l'intestin des ptomaïnes qu'il peut contenir et en une potion alcoolisée (Potion de Todd) pour soutenir les forces du malade.

Le traitement local consiste en applications de topiques divers, depuis la vaseline boriquée, jusqu'au collodion élastique.

c). *Infections septico-pyohémiques.*— Origine et définition. — On nomme septicémies tout un groupe de complications fébriles des plaies, qui auraient pour origine l'altération du sang et de l'économie toute entière par la pénétration et la pullulation, dans le foyer traumatique, de micro-organismes dont le plus important est le vibrion septique de Pasteur. On peut en distinguer trois variétés :

La septicémie suraiguë : gangrène gazeuse.

La septicémie aiguë.

La septicémie chronique.

La gangrène gazeuse, ou gangrène foudroyante, a probablement pour cause le vibrion septique de Pasteur ; mais agit-il seul, ou en association avec un autre qui produirait spécialement la gangrène, le vibrion septique ne s'occupant que de produire la septicémie ?

Comme symptômes on voit la plaie devenir douloureuse, tendue, puis un gonflement œdémateux et douloureux se produit autour de la plaie, des traînées livides en partent, des phlyctènes se produisent. Sous la peau tendue on sent des gaz crépiter et on les sent même remonter le long du membre blessé et soulever la main exploratrice.

La fièvre est nulle dans la vraie gangrène foudroyante, et sa durée est très courte : quelques heures à 2 ou 3 jours au plus.

La septicémie aiguë a des limites indécises, de la fièvre traumatique à la pyohémie.

Elle est due aussi au vibrion septique.

La plaie devient blafarde, le pus est remplacé par un liquide sanieux et quelquefois même par du sang. Il n'y a pas de frissons, mais une sensation de froid répétée; température : 40° et 41° le soir. Le malade a la langue sale, il reste dans un état de somnolence et de sub-délire pendant un temps plus ou moins long,

La septicémie chronique est encore très peu connue, et nous n'y insisterons pas.

Le traitement des infections septico-pyohémiques doit viser trois buts différents :

A. — Combattre sur place la pullulation microbienne et la production des toxines qui en est le résultat. *C'est la défense locale.*

C'est cette défense qui nous offre le plus de ressources. Nous avons déjà étudié l'asepsie, l'antisepsie, nous savons qu'il faut y ajouter la toilette complète de la plaie, le drainage pour l'écoulement des produits septiques, enfin le respect de la plaie, ce qui veut dire faire des pansements aussi parfaits que possible et aussi rares que possible pour permettre à la plaie de se cicatriser tranquillement.

B. — Atteindre dans l'économie le microbe par l'antisepsie générale et son poison chimique par la neutralisation antitoxique. Cette seconde indication n'a pas encore tenu toutes ses promesses, on ne peut pas encore compter sur la neutralisation absolue des germes pathogènes. Parmi les antiseptiques généraux le sulfate de quinine paraît un des meilleurs. Il agit comme tonique, antiseptique, antithermique.

Les véritables antitoxines, injections de sérums spécifiques paraissent bien près d'aboutir, mais la question est encore à l'étude et peut demander beaucoup de temps avant d'être au point.

C. — Viser non plus le microbe ou son produit; mais l'organisme contaminé qu'il s'agit de fortifier contre l'infection.

On y arrive, faute de sérums à action sûre, en agissant

sur les émonctoires : pour la peau les sudorifiques, pour le rein les diurétiques, pour le tube digestif les purgatifs, etc. En somme il faut faire donner à tous les organes éliminatoires le maximum de rendement utile.

d). *Tétanos.* — On nomme tétanos (trismus, mal de mâchoires) une affection d'origine parasitaire caractérisée par une contracture permanente et douloureuse, avec redoublements convulsifs, qui commence dans les muscles des mâchoires et de la nuque pour gagner bientôt la plupart des muscles volontaires.

C'est le type des maladies produites par intoxication, et l'agent de cette intoxication est le microbe de Nicolaïer, découvert dans la terre, spécialement près des écuries. Ce microbe, de 3 ou 4 micra, a la forme d'une épingle avec une tête arrondie et une tige légèrement incurvée . Il est d'origine équine, se développe du troisième au quinzième jour, généralement. Cependant, il peut se manifester plus tôt et plus tard quoiqu'exceptionnellement. Outre les contractures plus ou moins généralisées, le pouls est à 100 ou 140, la température excessive : 41°, 42° et même 44° ; elle peut même augmenter après la mort.

Le traitement local consiste à supprimer le foyer où le poison s'élabore. En employant pour cela les antiseptiques, on n'a pas la prétention de tuer le microbe tétanique, mais tous ses sous-agents, pour ainsi dire ses fourriers et fourrageurs qui lui préparent les voies, soit en altérant les tissus, en les désagrégeant plus ou moins profondément, soit en occupant simplement les phagocytes à les détruire eux-mêmes, pendant que le microbe tétanique, l'ennemi véritable continue à vivre et à pulluler derrière ce rideau protecteur.

Le microbe tétanique est anaérobie; il faut donc dans une plaie soupçonnée d'infection tétanique possible, mettre au grand air jusqu'aux moindres anfractuosités. Il faut surtout débarrasser la plaie de tous les fragments étrangers, terre, débris de vêtements, paille, fumier. Le tétanos compliquant une opération faite dans les conditions normales a presque disparu, mais le tétanos compliquant une plaie infectée par des matières chevalines, est encore malheureusement trop fréquent.

Le traitement général se divise en deux : le traitement par les antitoxines, et le traitement général, s'adressant à l'organisme. Pour les antitoxines, on semble être arrivé à des résultats positifs pour la préservation, la prévention de l'éclosion du tétanos.

Chez les animaux, l'expérience démontre qu'ils peuvent être sûrement préservés par l'inoculation du sérum d'animaux immunisés. Pourquoi n'en serait-il pas de même chez l'homme, et ne ferait-on pas à tout blessé, présentant des conditions possibles d'intoxication tétanique une injection préventive de sérum ? « De petites doses suffisent à prévenir, de fortes doses ne guérissent pas ».

Comme action curative chez un sujet qui a du trismus on n'a pas obtenu ce que l'on attendait. Je l'ai employé sans succès à l'hôpital d'Annonay dans des conditions trop tardives, mais qui ne dépendaient pas de nous. Du reste Roux et Vaillard, les préparateurs du sérum, avouent n'avoir pas eu de résultats bien concluants (Forgues et Reclus, page 202).

La deuxième partie du traitement général consiste à agir sur l'organisme atteint, pour lui permettre de lutter contre l'intoxication. Pour cela on s'adresse aux éléments nerveux atteints et déjà lésés par le poison. On emploie l'opium en injections de morphine et le chloral. Les deux, associés, donnent parfois des résultats. Dès le début il faut donner 3 centigrammes de morphine en injection et 15 à 20 grammes de chloral en potion, par jour.

Il faut en outre mettre les tétaniques dans une salle isolée sombre et silencieuse, le moindre bruit pouvant amener une crise douloureuse.

C. — Plaies spéciales

A côté des plaies ci-dessus étudiées viennent se ranger les deux catégories suivantes : les *gelures* et les *brûlures*.

1° *Gelures.* — Les gelures ou froidures résultent de l'action prolongée du froid sur nos tissus ; elles vont depuis la simple engelure des enfants, jusqu'à la perte d'une partie plus ou moins grande d'un membre et à la mort.

Le seul moyen de s'en préserver, dans nos contrées tempérées, est un vêtement suffisant contre des froids, trop intenses par moment. Dans les régions plus froides, la lutte est dure pour l'homme. « Quiconque s'assied, s'endort (disait Solander à ses compagnons) et quiconque s'endort ne se réveille plus » et, quelques instants après, il suppliait ses compagnons de le laisser s'arrêter et dormir.

En effet, un froid intense porte à la somnolence, la marche est titulante, incertaine, les jambes fléchissent et il faut un chef ou un compagnon énergique, pour vous empêcher de vous endormir à tout jamais.

Traitement. — Le grand principe pour les grands gelés, c'est-à-dire les personnes qui ont subi pendant de longs jours une température basse avec ou sans dégâts locaux, le grand principe est de procéder lentement et progressivement au réchauffement. « Malheur, dit Larrey, à propos de la campagne de Russie, à l'homme engourdi par le froid, et chez qui les fonctions végétatives étaient près de s'anéantir, chez qui surtout la sensibilité extérieure était éteinte ; s'il entrait dans une chambre chaude, ou s'il s'approchait trop d'un feu de bivouac ; il était tout-à-coup suffoqué par une sorte de congestion qui paraissait s'emparer du système pulmonaire et cérébral, et la mort survenait rapidement ».

Il faut donc procéder avec lenteur. Ainsi, pendant la campagne de l'an X, vingt prisonniers autrichiens furent perdus pendant vingt-six heures, dans les neiges du Mont-Cenis et retrouvés sans vie apparente. On les frotta avec de la neige, puis avec de l'eau froide, et ils guérirent rapidement. A mesure que le gelé se reprend à la vie (se dégèle pour ainsi dire), on lui fait des frictions sèches et absorber alors des boissons réconfortantes.

Pour les accidents locaux : doigts, nez, oreille gelés, etc., le principe de réchauffement lent et graduel doit être appliqué. Pendant la campagne de Russie, beaucoup de soldats furent atteints de gangrènes partielles pour s'être approchés trop des feux de bivouac.

Ces principes généraux de traitement posés, on distingue dans les gelures les degrés suivants :

1er degré. — Simple rougeur avec induration et épaississement de la peau, l'engelure vulgaire. De simples lotions au vin aromatique ou à l'alcool camphré suffisent ; on peut aussi employer une solution de cocaïne à 1 sur 20, qui à l'avantage de calmer la douleur et de faire flétrir l'engelure.

2e degré. — Phlyctènes (soulèvement de l'épiderme) avec ecchymoses intra-dermiques. — Même traitement : frictions, onctions avec des pommades ou des baumes huileux. En plus, s'il y a perte de substance, panser comme une plaie ordinaire.

3e degré. — Dans ce cas, les parties profondes : muscles, tendons, nerfs, vaisseaux, même les os, peuvent être atteints. Lorsque l'escharre tombe on se trouve en présence de dégâts plus grands que ceux auxquels on s'attendait, parce que la zone mortifiée se trouve doublée d'une zone stupéfiée, de vitalité douteuse, qui menace de se gangréner. Il ne faut pas se hâter de séparer le mort du vif ; dans ces cas on a vu des sphacèles qui paraissaient s'étendre jusqu'à la jambe, ne nécessiter que des amputations d'orteils.

Le pansement consiste dans l'embaumement du membre au moyen des poudres antiseptiques et l'enveloppement ouaté.

2° *Brûlures*. — Ce n'est que depuis peu de temps que ce genre de plaies bénéficie de l'antisepsie. Toutefois leur nature même rend cette méthode moins efficace et plus difficile à appliquer. En effet, les germes qui vivent normalement sur la peau ne sont pas détruits par une brûlure superficielle et contaminent ultérieurement la plaie. Au moment où l'escharre tombe, tous ces germes se précipitent sur la surface cruantée et absorbante laissée à nu. Les vêtements des blessés, brûlant sur la plaie, sont une cause d'infection. Enfin le blessé se roule par terre, ou est enveloppé de linges plus ou moins aseptiques.

Pour toutes ces raisons, il faut un nettoyage beaucoup plus complet et plus minutieux.

Voici les règles fixées par Mme Nageott dans sa thèse remarquable sur ce sujet.

Le nettoyage doit être à la fois complet et doux afin de ménager les éléments anatomiques épargnés par la lésion première. Il doit commencer par les parties avoisinant la plaie, de façon à ne point ramener des malpropretés sur la brûlure lorsqu'on s'occupera d'elle. Pour la brûlure, il ne faut pas promener le tampon ou la compresse d'un bout à l'autre de la plaie, mais, au contraire, la désinfecter par petits cantons et surtout ne pas faire de frictions de pus, ne pas, par des frottements, faire pénétrer le pus superficiel dans les couches profondes de la peau. On usera donc soit de lotions faites avec un tampon de coton dont on exprime le liquide sur la plaie, soit d'irrigations avec un jet, soit enfin de bains locaux.

Dans le 1er degré, rougeur et tuméfaction sans plaie, il n'y a pas de risques d'infection, une compresse d'eau aseptique suffit.

Dans le 2e degré l'épiderme est soulevé en phlyctènes. Le pansement consiste, après nettoyage des alentours de la plaie au savon, à l'alcool, à l'éther, dans l'ouverture des phlyctènes, au point le plus déclive, pour les vider de leur contenu, mais sans enlever l'épiderme décollé, ce qui mettrait à nu une surface absorbante.

Dans le 3e degré, il y a mortification d'une épaisseur plus ou moins grande de la peau et même des tissus sous-jacents. Il faut alors tenir dans la plus grande propreté, non seulement la surface escharrifiée, mais les bords de la plaie au moment où l'escharre se détache, car c'est le point d'entrée des microbes toxiques. Il faut se débarrasser le plus vite possible de l'escharre, corps étranger et terrain de culture microbienne.

Conditions du pansement. — Brûlure aseptique, pansement sec aseptique, cas excessivement rare.

Brûlure septique. — Pansements antiseptiques. La première qualité de ces pansements consiste dans leur rareté.

Les pansements gras et les pansements humides ne favorisent pas la cicatrisation. Le pansement sec est préférable.

Le meilleur paraît être le *thiol* (mélange de carbures sulfurés mais non déterminés). Il s'emploie en solution aqueuse à 40 p. 100; appliqué, il se concrète en un véritable vernis. A l'état sec on l'emploie seul ou mélangé au sous-nitrate de bismuth et à une très faible quantité d'iodoforme. Il ne provoque qu'une douleur légère et de courte durée. La guérison des brûlures par ce pansement paraît devoir s'effectuer en très peu de temps.

L'*acide picrique,* très recommandé, est d'une application douloureuse.

Les pansements gras, rétinol, etc., conviennent aux brûlures superficielles, infectées, à celles qui suppurent beaucoup. Ces pansements gras ne se font qu'en attendant le début de l'épidermisation, alors on doit recourir au pansement sec, au thiol.

Pansements humides. — Leur inconvénient est la trop grande fréquence des changements, d'où des hémorrhagies, etc.

La balnéation continue a donné de bons résultats, mais est d'une application difficile.

Rien n'active la cicatrisation comme le passage d'un topique à un autre.

SIXIÈME CONFÉRENCE

(18 février 1901.)

Cette conférence n'est qu'un résumé succint de l'article Infection *écrit par le docteur Charrin dans le* Traité de Pathologie générale *de M. le Dr Bouchard.*

*On exposera, d'après cet excellent article, le résumé de nos connaissances sur l'Infection et sur l'*Immunité.

A. — Infection.

On appelle infection l'empoisonnement (pour ainsi dire) des tissus humains par des produits septiques

On conçoit donc facilement que la marche de l'infection, ou des infections, comporte une infinité de variétés; nous en retiendrons les trois principales:

La forme continue, dont le type est la fièvre typhoïde.

La forme par étapes, par poussées séparées par des périodes d'apyrexie complète. On la voit dans la tuberculose,

La forme qui peut exister concurremment avec la cessation apparente de tout processus. Ex. : la fièvre intermittente.

Dans les formes continues, c'est-à-dire qui procèdent sans interruption, il existe une première phase de préparation (incubation). Pendant ce temps les agents pathogènes se multiplient pour vaincre les résistances de l'organisme.

Si les milieux organiques (les plasmas) présentent des conditions favorables, la multiplication des organismes (infection) est rapide.

Si les humeurs rencontrées à l'origine sont très bactéricides, il ne se produit pas de maladie.

Si, enfin, les humeurs ne sont pas très bactéricides, les parasites luttent, peuvent disparaître, mais, dans ces cas, ils laissent derrière eux des diastases; ces diastases modifient la matière vivante dans les zones contaminées, la rendent apte à recevoir le microbe et à le nourrir.

Comment l'organisme se défend-il dans ces trois cas différents ?

Il a pour lui la phagocytose, propriété spéciale à certains globules d'englober et de détruire les éléments nuisibles. Suivant la victoire de l'un ou l'autre des deux éléments, la maladie évolue ou avorte (Massart et Bordet).

Pour d'autres (Courmont et Doyon) la maladie, avec ses phénomènes généraux, n'évolue que lorsque les tissus sont tellement imprégnés des sécrétions microbiennes qu'ils en répandent une part derrière eux dans la circulation.

C'est comme un barrage peu étanche qui laisserait filtrer l'eau.

Naturellement, toute cause d'affaiblissement de la résistance organique est une cause de succès pour les invasions microbiennes (le froid, le manque de nourriture, la fatigue). Dans ces cas beaucoup de microbes, tenus en respect par la résistance organique, inertes par conséquent, se reprennent à vivre et à être nuisibles par des sécrétions vénéneuses qu'ils n'auraient pas la force de produire sans cet affaiblissement dans la résistance du corps humain.

Lorsqu'au contraire, les organites humains, après avoir absorbé une quantité suffisante de substances nuisibles et les avoir, pour ainsi dire, assimilées, se sont, par là-même, immunisés, en même temps que l'économie tout entière; ils réagissent et font alors disparaître de l'économie les substances nuisibles qui y restent. Alors l'accès prend fin.

Les récidives, comme dans la fièvre intermittente, sont dues soit à une recrudescence de la virulence du microbe qui s'est reposé dans un organe éloigné, la rate ou les ganglions lymphatiques, et reprend ensuite son offensive ; soit à un affaiblissement de la résistance organique qui permet à un microbe, tenu en échec jusque là, de reprendre le dessus et de continuer la lutte à son avantage.

En somme, la marche d'une affection tient autant à la résistance plus ou moins grande de l'organisme, qu'à la virulence ou au nombre plus ou moins grand des envahisseurs.

L'état chronique paraît être le résultat des désordres produits dans les tissus par des germes qui ont eux-mêmes disparu.

Germes et toxines ont disparu ; mais les cellules lésées sont impuissantes à reprendre leur fonctionnement normal elles continuent leur évolution dans le sens morbide qui leur a été imprimé par les éléments toxiques qui les ont lésées.

Quelles sont donc ces sécrétions microbiennes?

A. — *Leurs propriétés physiologiques*. (Chap. IX, page 226, Bouchard).

Les bactéries, en se développant, donnent naissance à des produits que l'on a appelés matières empêchantes.

Ces matières peuvent nuire au développement de la bactérie qui les a sécrétées. Bouchard a montré que la pullulation prend fin, au sein des bouillons, en partie à cause de ces principes, en partie à cause de l'épuisement des aliments. Bouchard a démontré de même que les matières empêchantes pour la bactérie qui les a produites, peuvent être, au contraire, un auxiliaire pour d'autres bactéries et même, dans certains cas, pour la bactérie même qui les a produites. Donc, ces matières empêchantes semblent être un voile dont se couvre la bactérie pour évoluer à son aise.

Dans la plupart des cas l'infection ne réussit que grâce à des associations microbiennes. Les secrétions de ces microbes associés font plus de mal au terrain organique environnant qu'aux microbes dont elles émanent, d'où leur effet nuisible sur l'organisme et, par suite, la marche envahissante de l'infection.

Toutefois, ces mêmes matières empêchantes peuvent

être utiles au corps humain en produisant le phénomène de la vaccination. En pénétrant nos organites, avant les parasites mêmes, elles sont capables d'augmenter la résistance des tissus aux virus, de créer l'immunité · c'est là toute l'histoire des vaccinations par des produits solubles.

Ces matières empêchantes (toxines, etc.), pénétrant lentement les cellules, agissent sur elles, aiguisent leurs propriétés phagocytaires, leur sensibilité chimiotaxiques; les conduisent à faire apparaître dans les plasmas des corps globulicides, bactéricides, antitoxiques et, par conséquent, augmentent la résistance des tissus organiques.

Si, comme nous venons de le voir, les matières empêchantes ou toxines peuvent, dans certains cas, vacciner le corps humain (si l'on peut s'exprimer ainsi), bien plus souvent leurs propriétés dangereuses aboutissent à l'infection, à la maladie, et cela de trois façons :

1° En faisant des lésions aux tissus. Ces lésions sont dues au passage des microbes qui, par leur passage, détruisent ou rendent malades les cellules des organes au travers desquelles ils passent, soit vivants, pour continuer leur infection, soit morts, pour disparaître, mais en laissant derrière eux des toxines meurtrières.

2° En altérant les liquides de l'organisme. En effet, expérimentalement, on trouve, dans le sang et les tissus, à la suite d'injections microbiennes à doses réfractaires : *a*). des éléments microbicides (Bouchard) ; *b*). des antitoxines agissant sur les poisons microbiens pour les neutraliser.

Ces matières paraissent être le résultat de l'action exercée, par les injections immunisantes, sur les cellules de l'animal injecté.

Ces matières procédent sûrement des cellules de l'espèce que l'on a rendue résistante aux virus. La nutrition, pour les cellules, consiste à puiser dans les plasmas ce qui leur convient, à assimiler, à retenir ce qui leur est nécessaire, à rejeter le superflu. Les plasmas sont donc fatalement ce que les font les éléments figurés (cellules) qu'ils baignent. Donc encore l'immunité est une propriété éminemment cellulaire.

3° La troisième façon d'agir de ces matières empêchantes,

ou toxines, consiste dans leur action sur les vaso-moteurs, c'est-à-dire sur les régulateurs de la circulation intime des tissus. Par cette action elles ouvrent ou ferment la porte aux cellules phagocytaires.

En résumé les propriétés des secrétions bactériennes permettent à ces secrétions d'agir sur la constitution intime des tissus (leur histologie), sur la teneur des plasmas (liquides dans lesquels baignent les cellules), sur le fonctionnement des organites, enfin, dont elles changent en mal les conditions de production.

B. — Propriétés chimiques des sécrétions microbiennes. — Nous nous contenterons de citer les noms et les dates suivantes : Gaspard et Stock, 1822 ; Panum, 1856 ; Bergmann, 1868. Gautier enfin montra que la putréfaction des albumines entraînait la formation de corps azotés nettement alcaloïdiques. De ce fait la genèse des toxines prenait l'importance d'une loi chimique générale. Selmi trouva que, dans les estomacs de morts, morts d'une affection naturelle, il y a des substances identiques aux alcaloïdes végétaux : on les nomma *ptomaïnes*. Pasteur (1876) indique le rapport des ptomaïnes avec la vie des êtres organisés.

Enfin Charrin, Bouchard, Arloing et d'autres ont démontré la nécessité des milieux chimiques pour la vie des microbes et la production des toxines.

En effet les microbes n'exercent presque jamais d'action directe sur l'organisme où ils s'implantent ; c'est par l'intermédiaire de leurs produits solubles qu'ils agissent ; c'est en modifiant le milieu intérieur qu'ils provoquent des phénomènes pathologiques d'ordre toxique.

Les toxines sont donc des *substances chimiques* qui, formées au cours des fermentations microbiennes, sont susceptibles d'influencer l'organisme à titre d'agent toxique ou phlogogène, quel que soit, d'ailleurs, le mécanisme de leur action. Leur origine unique est l'activité chimique des ferments. Mais cette activité chimique ne peut s'exercer que dans un milieu où le micro-organisme trouve non seulement de quoi se développer, mais de quoi s'alimenter : un milieu de culture. Donc la production des toxines est liée à la composition chimique des milieux.

Outre le milieu chimique dans lequel végète le microbe il faut considérer ce microbe même. Non seulement le microbe provoque des phénomènes chimiques qui lui appartiennent en propre ; mais, avec la même espèce, on peut obtenir des fermentations différentes (suivant que la semence sera récente ou ancienne, etc).

En médecine on est arrivé (Toussaint, Pasteur, Chauveau) à modifier les propriétés des microbes et à transformer en agent de vaccination des micro-organismes pathogènes. Rien ne montre mieux le rôle du microbe dans la genèse des toxines, car c'est en agissant sur le microbe (par la chaleur, la pression, les cultures successives, etc.) qu'on l'a obligé à modifier ses secrétions.

Les toxines, à notre point de vue, se divisent en : toxiques microbiennes alcaloïdiques, et en toxines microbiennes albumosiques.

Nous allons étudier, en peu de mots, ces deux espèces.

1° *Toxines microbiennes alcaloïdiques. — Leurs propriétés. Leurs formes.* — Celles qui ne renferment pas d'oxygène se présentent sous l'aspect d'huiles incolores ou ambrées à odeur variable. Celles qui renferment de l'oxygène se présentent sous un aspect solide, incolore et se dissolvent dans l'eau, ce que ne font pas les premières, qui elles, ne se dissolvent que dans l'alcool ou l'éther. Solides ou liquides elles sont détériorées par l'action de l'oxygène, de la lumière, des acides, qui les résinifient. Leur action, dans l'économie humaine, peut s'exercer sur tous les tissus.

A côté des toxines alcaloïdiques microbiennes on trouve des toxines alcaloïdiques putréfactives. Nous n'en parlerons que pour citer, dans cette catégorie, la muscarine, poison de la fausse oronge (C^5, H^{15}, Az^{o3}), poison excessivement violent.

Enfin nous trouvons encore, parmi les toxines alcaloïdiques, celles que l'on est parvenu à isoler des microbes pathogènes ou de leurs sécrétions.

Le tétanos (microbe de Nicolaïer) a fourni à Brieger quatre bases plus ou moins convulsivantes.

Le choléra. — Des produits de ses diverses manifestations on a tiré : Pouchet, une substance produisant la sensation de froid, des nausées de l'embarras gastrique ; Villiers, une base à odeur d'aubépine ; Brieger, Rietsch, Nicati, d'autres poisons mal définis encore.

La rage. — Aurepp aurait extrait du cerveau de chiens enragés une substance qui, par injections sous-cutanées, reproduirait les symptômes de la rage.

Il résulte donc que les microbes produisent des substances toxiques que la chimie et la physiologie rapprochent des alcaloïdes végétaux par des analogies si étroites que le réactif, chimique ou vivant, est souvent dans l'impuissance absolue de découvrir des différences.

2° Quant aux toxines microbiennes albumosiques, elles sont remarquables par l'intensité et la variété de leurs actions. C'est à Arloing, de Christmas, Roux et Yersin, Vaillard et Vincent, Brieger et Fraenkel que nous devons leur connaissance. De toutes ces recherches on est obligé de conclure que l'aptitude à élaborer des toxines est une fonction physiologique pour toutes les cellules vivantes, qu'il s'agisse du règne animal ou du règne végétal.

D'où viennent ces toxines ?

On n'a pas encore pu le préciser. La nature de ces diastases est encore complètement inconnue.

Ce sont des corps amorphes, jaunâtres, sans odeur, sans saveur, non volatils, solubles dans l'alcool, très stables à l'état sec et qui gardent leurs propriétés toxiques à des températures élevées. En présence de l'eau, ils les perdent vers 65°.

On a l'espoir de trouver dans cet ordre de toxines la cause initiale de chaque maladie. Et on l'a cherchée. Pour la gangrène gazeuse, pour le choléra, pour la diphtérie, pour le tétanos, on est arrivé à quelques résultats, mais non encore suffisamment positifs.

Enfin, dernier attribut des microbes, ils peuvent fabriquer des couleurs (pus bleu, vert, orangé, etc). D'autres produisent des gaz (gangrène gazeuse).

Comment prévenir cette infection menaçante.

Thérapeutique générale de l'Infection.

Il ne suffit pas, nous l'avons vu, qu'un microbe pénètre dans les tissus pour que la maladie se développe, à moins que ce microbe ne soit doué d'une virulence exceptionnelle, à moins qu'il ne s'introduise en très grandes quantités. Il faut, la plupart du temps, de la part de l'économie, une sorte de consentement (conditions de froid, de fatigue, d'inanition, d'intoxications, etc).

Il existe, en effet, toute une série de moyens protecteurs, toute une catégorie de *procédés thérapeutiques*, pour ainsi dire *naturels*, surtout au voisinage des points par où l'assaillant peut s'introduire. *Défense externe* (par rapport à la cellule).

1° *a*). *Défenses épithéliales.* — La voie la plus large d'intoxication est le tube digestif, d'autant plus que, d'une extrémité à l'autre de ce tube, des myriades de microbes recouvrent la muqueuse.

Pourquoi ces microbes n'intoxiquent-ils pas le sujet qui les porte? Parce que l'épithélium de la muqueuse empêche leur pénétration (sauf le cas de lésion de cet épithélium), tant que ces microbes, par suite d'une pullulation très considérable, n'arrivent pas à vaincre la barrière qui leur est opposée.

L'épithélium empêche la pénétration des microbes un à un; son rôle se réduit donc à retarder la pénétration de l'ennemi.

2° *b*). Défenses par les principes sécrétés par les glandes.

1° Salivaires. — A la suite d'expériences de laboratoire faites par Bouchard, il a été prouvé qu'en diluant la matière septique par un corps très peu antiseptique, on arrête d'abord la fonction de reproduction du bacille en expérience, puis ses fonctions vitales même. La salive serait donc (Sanarelli) un bouillon médiocrement favorable, pour certains microbes. *Si ces êtres ne sont pas très nombreux*, ils finissent par disparaître. En effet, il est établi qu'avant de pouvoir se multiplier, fonctionner dans un milieu donné, les bactéries sont contraintes de modifier ce milieu, suivant leurs besoins, soit en l'oxydant, soit en lui faisant subir d'autres transformations chimiques (Charrin, page 328).

Or, la salive a le pouvoir d'atténuer la forme et la virulence des microbes, à condition qu'ils ne soient pas trop nombreux.

2° Les sécrétions des autres glandes buccales (parotide, etc.) ne jouent qu'un rôle mécanique, tant que leurs conduits excréteurs se dégorgent dans la cavité buccale, le microbe envahisseur ne peut remonter ce liquide ne lui convenant pas pour vivre ; que, pour une raison ou pour une autre, cet écoulement cesse, le microbe remonte, s'implante dans la glande et la détruit.

3° *Estomac.* — Avec l'estomac entre en jeu l'acide chlorhydrique comme antiseptique puissant. Cliniquement et expérimentalement, les matières septiques introduites par la bouche causent moins de dégâts dans l'organisme que celles introduites dans l'abdomen, soit par injection dans le duodénum, soit même par injection, à distance, des toxines dans le sang (injectez dans la veine de l'oreille du lapin les produits solubles du microbe du pus bleu, vous provoquerez une entérite considérable, alors que ces produits, introduits dans l'estomac, demeurent sans grand effet).

Donc l'acide chlorhydrique a réellement un pouvoir bactéricide ou, tout au moins, atténuateur.

4° *Intestin.* — Plus on avance dans le tube digestif (plus l'acide du suc gastrique diminue), plus les vibrions se multiplient, à ce point que l'on rencontre à côté de parasites vulgaires, des êtres doués de spécificité.

Pour obvier à ce défaut d'acidité des produits intestinaux, on trouve le manque d'oxygène qui empêche la pullulation de toute la tribu des aérobies. D'autres composés sulfurés, etc., jouent un rôle identique.

En outre, on sait que les bactéries, ou certaines d'entre elles, exercent une influence nocive sur d'autres au contact desquelles elles se trouvent ; or, comme il y a beaucoup de bactéries ordinairement inoffensives dans l'intestin, on est en droit de supposer qu'elles servent à la protection de l'économie, en diminuant la puissance nocive des véritables bactéries nuisibles.

Nous trouvons encore :

La Bile. — Comme la salive c'est un antiseptique intermédiaire, si l'on peut dire ; il ne détruit pas, il s'oppose à la pullulation des germes. La bile, associée au suc pancréatique et à celui d'autres glandes abdominales, accompagne les matières en décomposition et s'oppose à une trop grande production de ptomaïnes pendant tout le cours du trajet.

La peau. — La barrière épithéliale est plus forte ; il y a en plus la nature des sécrétions glandulaires (la sueur) ; ces sécrétions sont généralement des acides gras antiseptiques.

Pour le *poumon* et les divers autres organes, le mécanisme de leur résistance est encore à l'étude.

Défense interne ou intime, l'assaillant ayant franchi les premiers obstacles.

a). Le sang est généralement un mauvais milieu pour les microbes. Influence des leucocytes, de l'oxygène (anaérobies), de l'acide carbonique, sang veineux (aérobies), mouvement, vitesse. Toutes causes d'atténuation des virus, d'après Chauveau, Bouchard, etc.

b). Pour vivre, pour pulluler, pour fonctionner, les envahisseurs réclameront du carbone, de l'oxygène, de l'azote. Ces végétaux mangent ce que mangent nos propres tissus ; la table, à coup sûr, est largement servie, fréquemment renouvelée ; toutefois il faut avouer que les convives ne pêchent point par le petit nombre. La concurrence vitale peut, à la rigueur, tourner en notre faveur, surtout si les circonstances veulent que les éléments utiles aux parasites soient introduits en petit nombre, ils sont, de ce chef, incapables d'adapter les tissus environnants aux exigences de leurs besoins. D'autres parties sont plus ou moins aptes à la vie des infiniment petits ; ainsi le foie, la rate, etc. sont plus hospitaliers que le poumon, le cerveau, les muscles.

Toutefois, bien des facteurs peuvent modifier ces conditions ; ainsi le sang, en traversant un muscle, lui abandonne du sucre ; ce sucre donne de la chaleur, de la force au muscle et augmente sa résistance ; le froid, au contraire, la diminue.

Une plus grande quantité d'eau (dilatation vaso-motrice) facilite la pullulation des microbes.

Une moins grande quantité (vaso-constriction) la contrarie. La lumière, l'électricité, la chaleur atténuent la virulence microbienne dans la fièvre qui suit l'infection.

Il y a, là, tout un groupe de défenses physiques à la disposition de l'organisme.

On sait, en effet, que des forces plus ou moins identiques à l'électricité de nos machines résident dans nos cellules.

On a déjà vu le rôle de la phagocytose et des propriétés anti-toxiques et bactéricides.

On peut augmenter la résistance des tissus.

On a recours, pour cela, à deux grandes thérapeutiques :

1° La thérapeutique préventive qui a pour but d'augmenter l'état réfractaire.

2° La thérapeutique curative qui s'adresse à la maladie en évolution.

I. L'état réfractaire est augmenté par l'immunité. L'immunité est naturelle, c'est la nature, la race, l'hérédité qui l'ont constituée.

L'immunité est acquise ; on y arrive par les vaccinations. Quelques fois, mais rarement une première atteinte légère procure l'immunité.

Quelques fois un virus peut vacciner contre un autre virus ; ainsi le vaccin dont on se sert pour vacciner contre la variole n'est pas identique au virus varioleux.

a). On peut employer des virus en pleine activité ou des virus atténués.

Lorsqu'on emploie des virus en pleine activité on les injecte, comme dans la clavelée, dans le tissu de l'extrémité de la queue. On dit alors qu'il y a imprégnation générale et cette métaphore, inventée par divination, se trouve correspondre à une théorie vraie. Ce n'est pas la maladie locale qui vaccine, c'est une imprégnation de l'économie entière. Cette imprégnation se fait soit par le passage lent de quelques microbes dans le torrent circulatoire où, avant d'être détruits complètement, ils ont eu le temps de modifier les leucocytes ; soit par le passage en petite quantité dans le sang de produits solubles fabriqués par les microbes.

Ces procédés de vaccination agissent donc en disséminant dans l'économie des composés capables de modifier la nutrition, de conduire les cellules à fabriquer des éléments nuisibles, tant pour les bactéries que pour leurs produits.

b). Vaccination par des ferments figurés atténués. C'est une des découvertes capitales de Pasteur. Modifier l'une des fonctions d'un microbe pathogène, rendre cette modification durable, transmissible par hérédité, amener ce microbe à créer une maladie légère, pourtant préservatrice, c'est là une conquête mémorable, fille de son génie ; il l'a réalisée d'abord pour le choléra des poules, puis pour le charbon.

Les procédés sont nombreux : la longue durée de la culture, la chaleur, l'oxygène, la pression, la lumière.

Ces inoculations produisent une maladie légère, mais virulente avec possibilité de complications tardives qui ont empêché jusqu'à présent leur emploi chez l'homme.

Cependant, pour les plaies suspectes de tétanos, on peut employer préventivement le virus anti-tétanique.

II. Thérapeutique de la maladie en évolution (curative).

a). Les expériences de laboratoire ont démontré qu'un même microbe sécrète des produits différents, les uns nuisibles, les autres utiles à la résistance du milieu dans lequel ce microbe évolue.

Jusqu'à présent ces questions ne sont éclairées que d'une pâle lumière.

C'est à Richet et Héricourt que revient l'honneur d'avoir préconisé la méthode de traitement par le sang des réfractaires (hémato-thérapie).

On a découvert depuis (Bouchard) que le sérum du sang réfractaire suffit (séro-thérapie).

Pour la diphtérie, le sérum peut s'employer aussi bien préventivement que lorsque la maladie a éclaté. Mais, comme la durée de la préservation ne dépasse, en aucun cas, cinq à six semaines, il est bon de renouveler l'inoculation souvent, et ceci prouve surtout que cette séro-thérapie est plutôt curative.

En pratique, la mortalité par diphtérie, malgré la séro thérapie, est encore de 25 à 30 p. 0/0 en France

Bouchard a essayé d'inoculer des animaux avec de

l'urine d'autres animaux atteints d'une maladie infectieuse quelconque.

Il a ensuite injecté le sérum du sang des animaux ainsi préparé à d'autres animaux et les a plus ou moins immunisés.

De là, l'idée d'employer des sérums normaux ou artificiels.

D'après les expériences, ces injections de sérum agiraient surtout sur le système nerveux, permettant l'arrivée des cellules ou des sucs protecteurs. En somme, tous ces procédés tendent à fortifier le terrain, à le rendre plus résistant; on n'oublie pas le microbe, mais, convaincu de la difficulté que l'on rencontre à l'atteindre d'une façon efficace, on songe à annuler son action, en faisant de l'économie une citadelle imprenable.

b). La destruction de la bactérie.

Par les antiseptiques? Dans une expérience de laboratoire c'est simple. Dans le corps humain cela devient d'autant plus compliqué qu'il faut respecter la cellule vivante, tout aussi délicate que l'autre. Ce n'est pas seulement son existence qui doit être respectée, ce sont ses attributs physiologiques dans leur intégralité, puisque c'est par eux qu'elle contribue non seulement à nous défendre, mais à nous faire vivre. On peut cependant y arriver par des doses très faibles d'antiseptiques qui, sans toucher nos organites, toucheront le microbe. Exemples : la quinine, le salicyclate de soude l'iodure, la digitale, la créosote, l'arsenic, etc. Leur mode, d'action est très variable. L'eau salée peut être rapprochée de ce groupe; elle fait un lavage du sang; elle facilite les éliminations et les échanges.

Les bains, l'hydrothérapie, les frictions, l'oxygène, l'électricité facilitent la sortie des poisons, etc.

Tous ces produits constituent le traitement général.

Pour le traitement des affections locales, le nombre des agents est trop considérable pour qu'on puisse l'énumérer complètement. Pour la peau, les divers orifices naturels, une propreté scrupuleuse est nécessaire.

Pour l'intestin, l'asepsie s'obtient par l'usage de corps insolubles, à petites doses répétées souvent, le naphtol, par exemple; ils tapissent l'intestin et ne risquent pas d'être absorbés.

Pour le poumon, la créosote et les corps suffisamment volatiles pour pouvoir s'éliminer par le poumon.

Reste, enfin, à éviter la contamination par le médecin lui-même de malade à malade, d'où les précautions d'asepsie et d'antisepsie déjà étudiées, et la contagion par les vêtements du malade (passage à l'étuve de tout ce qui peut le supporter).

Immunité

Immunité innée. — Immunité artificielle.

Connues et étudiées de toute antiquité. Toutefois ce n'est que dernièrement qu'on a pu arriver à un résultat appréciable. — Toutes les grandes infections (rougeole, scarlatine, variole, suette, coqueluche, etc.), vont en s'atténuant d'une façon générale.

Toutes les fois qu'une maladie infectieuse nouvelle atteint une région nouvelle et, par conséquent, indemne du contage de cette maladie, elle produit des ravages épouvantables (c'est l'épidémie). Puis, d'année en année, le contage perd de sa virulence, ou l'organisme humain (fort heureusement très bien doué sous ce rapport-là), acquiert des propriétés de résistance plus grandes et, par conséquent, détruit plus facilement l'ennemi, et l'on voit les maladies épidémiques passer à l'état d'affections endémiques, moins graves et moins meurtrières. Ce résultat tient-il à l'affaiblissement du contage ou à l'augmentation de résistance de l'organisme à l'immunisation ?

Il n'est pas démontré que l'immunité soit entièrement et constamment attribuable à une substance fabriquée par le germe lui-même, surajoutée aux tissus normaux et demeurant d'une façon permanente dans les tissus.

Il n'est pas non plus démontré que cette immunité relève de la soustraction des principes nécessaires à la vie du microbe. Le point le plus difficile à étudier est celui qui a trait à l'élément vital de la cellule. Dans une inoculation de laboratoire le maximum de résistance de l'organisme ne se produit pas au moment où il y a le maximum de produits solubles injectés, mais deux ou trois jours après ; au contraire, pendant ces deux ou trois jours, l'organisme est plus à même d'être inoculé. Donc la vaccination anti-varioleuse ne doit se faire qu'au début de l'épidémie et jamais chez une personne qui soigne des varioleux.

Ainsi l'immunité ne se produit que lorsque les principes bacillaires injectés se sont éliminés ; d'autre part elle n'est pas toujours proportionnelle aux agents injectés.

L'accroissement de résistance des tissus est due à des modifications organiques réalisées par le passage des produits solubles. D'après cette doctrine, dite des sécrétions microbiennes, la vaccination résiderait dans la propriété acquise par l'organisme d'être insensible aux poisons bactériens.

On a invoqué la théorie *des attractions et des répulsions* exercées par les microbes sur telle ou telle cellule ; celle de *l'accoutumance à la lutte* par un exercice contre un petit nombre de microbes (comme le poison de Mithridate).

Pour Grawitz, *c'est l'appauvrissement du milieu* ; si les cellules sont habituées à cet appauvrissement il n'y a pas de mal.

Pour d'autres, c'est la *sensibilité* plus ou moins grande de la cellule vitale à découvrir les principes microbiens qui produisent la *phagocytose*.

Pour Wolf, chaque microbe a un *milieu spécial* dans lequel il est seul à pouvoir se développer ; si ce milieu est altéré par une première atteinte bénigne vous êtes vacciné.

Aucune de ces théories n'a été vérifiée par des expériences ; on a donc continué à chercher et l'on a imaginé la phagocytose (destruction des microbes par les leucocytes de l'économie).

C'est Matchnikoff qui a mis cette théorie au point.

Les leucocytes phagocytaires sont des cellules à plusieurs noyaux.

Elles se colorent surtout par l'éosine, d'où le nom de cellules éosinophiles.

Dans une infection, les parasites sont englobés, souvent à un état où ils sont déjà dégénérés ; on a pu suivre, au microscope les phases de leur destruction et constater, par des réactifs, leur vitalité de moins en moins grande, jusqu'à leur absorption complète par la cellule phagocytaire.

Enfin, une dernière théorie est celle de Buchner, dite *chimio-toxique*. Elle ne tient compte que des différences de densité microbienne et cellulaire des liquides en présence : le plus dense l'emporte. Il n'est question ni de virulence ni de phénomènes vitaux.

Les variations déconcertantes que l'on rencontre dans les expériences de laboratoire s'expliquent, si l'on se souvient qu'il s'agit, là, de la vitalité des cellules, de l'acuité des sensations de goût, d'odorat, de tact, de ces sensations qui font qu'elles se dirigent vers telle ou telle substance, etc. C'est, en somme, la vie dont nous sommes loin d'avoir pénétré le secret.

La phagocytose se trouve partout dans le corps humain à des degrés divers. On a poussé plus loin l'analyse et l'on a trouvé que le sang (Nissen) et même le sérum (Charrin) des vaccinés détruit plus de microbes que celui des non vaccinés. Il en est de même à l'égard du microbe du charbon.

Du côté des leucocytes, la vaccination pour les substances anaérobies arrête la production de leurs substances toxiques (gaz dans le cas de charbon).

D'expériences nombreuses, faites sur *l'état bactéricide*, il paraît résulter que, dans l'organisme, surtout à la suite de la vaccination, on rencontre des principes qui s'opposent à la libre évolution des agents pathogènes ; qui, sans les tuer immédiatement, retardent leur pullulation, diminuent leurs sécrétions, changent leurs formes, atténuent leur virulence et ainsi facilitent l'intervention des autres modes de défense de l'organisme.

On a trouvé, en plus de cet état bactéricide, des éléments anti-toxiques. C'est ce qu'on appelle les *propriétés anti-toxiques des humeurs*.

Si l'on injecte à un lapin le virus tétanique, puis, de suite, le sang ou le sérum d'un lapin rendu réfractaire au tétanos, le patient reste indemne. Il est donc certain que le sang d'animaux immunisés est capable d'inhiber (d'arrêter) la production du virus tétanique. L'immunisation fait donc apparaître, dans le sang de l'animal immunisé, des éléments d'une activité prodigieuse.

Comment ces modifications se produisent-elles ?

Les antitoxines excitent le système nerveux, empêchent la constriction des vaisseaux, constriction qui emprisonnerait les humeurs bactéricides et les leucocytes phagocytaires.

Il est établi que la création des antitoxines est une propriété cellulaire ; dès lors, à l'exemple des propriétés cellulaires, elle peut être transmise de l'ascendant au descendant. Toutefois, comme il s'agit d'une fonction acquise, de luxe, nullement indispensable à l'existence, suivant la loi commune cette fonction tend à disparaître si on ne s'applique pas de temps à autre à la consolider (revaccination).

C'est à la présence de ces anti-toxines, des substances bactéricides que les tissus et le sang des sujets réfractaires doivent les qualités qui ont conduit à les utiliser, soit pour vacciner, soit pour traiter les infections. Découvertes de Berhing contrôlées et confirmées à l'Institut Pasteur de Paris.

En résumé :

Les principes anti-toxiques apparaissent dans l'organisme, à l'occasion d'une vaccination. Ils dérivent de la vie des cellules, vie modifiée par le passage, par l'action des toxines. Ils s'opposent aux effets nocifs de ces toxines, grâce à un mécanisme, d'atténuation pour les uns, de protection de l'économie pour d'autres. Ils sont répandus un peu partout dans les tissus, plus spécialement le foie, la rate. Les leucocytes concourent à leur formation. Leurs caractères, leurs réactions, leurs modifications, établissent des analogies entre eux et les produits bactéricides ou globulicides. Ces propriétés anti-toxiques sont parfois héréditaires, bien que, si on ne vient pas les renforcer de temps à autre, elles aient une tendance à disparaître, suivant les lois relatives aux attributs de luxe. Le pouvoir de ces principes peut se généraliser, s'étendre à plusieurs virus. Il est possible de les utiliser au point de vue thérapeutique.

Donc l'immunité est constituée par : la phagocytose ; l'état bactéricide ; les principes anti-toxiques.

Quel est le rôle de chacun.

Pour Metchnikof et Roux les anti-toxines ne seraient que des stimulants du phagocyte. Théorie incomplète, l'anti-toxine pouvant agir seule.

Pour Hankin, les anti-toxines, qu'il appelle alexocytes, ne

seraient que les cellules éosinophiles d'Erlich, lesquelles secréteraient des *alexines* ou *substances germicides*. Ce serait donc un élément nouveau introduit dans le problème.

Pour *Kantak*, enfin, la lutte est préparée par les éléments éosinophiles ; les phagocytes n'interviennent que plus tard ; ils terminent le combat qui a été commencé, puis conduit en dehors d'eux.

En définitive la défense repose sur deux grands processus : activité cellulaire, c'est le phagocytisme : influences humorales, qui sont les unes, bactéricides, c'est-à-dire nuisibles aux germes virulents, les autres anti-toxiques, c'est-à-dire, nuisibles aux sécrétions des germes.

SEPTIÈME CONFÉRENCE

(*1 Mars 1901.*)

A. — Traité de pathologie générale (BOUCHARD), tome II. — Épidémies, par LAVERAN, page 427.

Des Maladies Epidémiques.

De επι sur, et δαιμοσ peuple.

La grande épidémie n'est pas une maladie spéciale, parce que : 1° des maladies qui sont endémiques, comme la variole, peuvent, dans certaines circonstances, revêtir un caractère épidémique terrible ; de même, il y a un certain nombre d'années, on considérait la scarlatine (en Angleterre) comme une maladie d'une épidémicité faible, or, une année, on apprit à considérer cette même scarlatine comme une véritable maladie épidémique très grave.

Le mot épidémie doit être réservé pour indiquer le plus grand nombre de cas d'une maladie plus ou moins courante à un moment donné. C'est ainsi que la rougeole, etc., sévit plus spécialement à certains moments, etc.

On fait des courbes d'épidémies comme on fait des courbes de température journalière. C'est le meilleur moyen d'étudier la marche des épidémies.

Historique.

Les grandes épidémies ne sont pas plus mystérieuses, au point de vue de leur évolution, que bon nombre de petites épidémies ; mais, par leur extension considérable, par leur mortalité, par la perturbation qu'elles jettent dans les esprits elles méritent d'attirer l'attention.

La première grande épidémie est celle qui ravagea l'Attique (Grèce) de 430 à 425 avant Jésus-Christ. On ne sait trop, malgré la description de Thucydide, à quelle maladie la rattacher. On l'appelle « Peste Antique ».

De 165 à 180 après Jésus Christ, Peste Antonine ou de Galien. Importée d'Asie par les armées romaines, elle ravage l'Italie, les Gaules jusqu'au Rhin.

251 à 276 après Jésus-Christ, Peste de Cyprien, elle ravage l'Europe entière et l'Egypte.

542, Peste de *Justinien*, la peste à bubon, déjà signalée à l'état endémique depuis les premiers siècles de l'ère chrétienne. En 542 elle sévit à Constantinople, en Grèce, en Italie, en 545, en Gaule où elle règne jusqu'en 556. En 558, nouvelle épidémie à Constantinople ; en 565, réveil de l'épidémie en Italie.

Elle sévissait sur tout le monde, une première atteinte donnait l'immunité. Début brusque, bubon.

1348, *Peste noire*. Débuta en Crimée en 1346. De Mussis, jeune étudiant qui était en Crimée à ce moment-là, dit que sur 1.000 qui partirent 10 à peine survécurent, presque tous ceux qui communiquèrent avec eux en arrivant prirent la peste. « Nous portions avec nous la mort, dit de Mussis, et nous la répandions par notre souffle ».

Sa marche. — Elle venait du fond de l'Asie (Chine, etc.), attaqua l'Europe par *Constantinople*, la grande ville intermédiaire, pour le commerce, entre les deux parties du monde.

En 1348, elle atteint l'Italie, la Sicile.

Naples perd 60,000 habitants.

Gênes perd 40,000 habitants

Venise perd 100,000 habitants.

Florence perd 96,000 habitants.

De là elle passe aux îles Baléares ; puis à l'Espagne ; le

roi Alphonse XI en mourut devant Gibraltar assiégé; partout cette épidémie enlevait la moitié de la population.

En France, Marseille, Avignon, Narbonne, tout le Midi fut ravagé. *Arles* perdit *presque tous* ses habitants.

A *Narbonne* 30,000 personnes moururent pendant les premières semaines.

A *Avignon* la peste fut si terrible que, pendant les trois premiers jours, elle fit 1800 victimes, entre autres la fameuse *Laure* chantée par *Pétrarque*.

A Montpellier un seul médecin fut épargné.

Annonay ne fut pas épargné et nous en avons vu une relation faite par M. le président de la bibliothèque d'Annonay.

Par la Franche-Comté, où elle enleva un tiers des habitants, la peste arriva à Paris. 50 à 80,000 habitants périrent, parmi lesquels deux princesses royales : Jeanne de Navarre et Jeanne, femme de Philippe de Valois, ce qui montre bien la malignité de l'épidémie. De France la peste passa en Allemagne, puis en Belgique et Hollande, puis en Angleterre toujours avec la même gravité. De là elle revint en Allemagne, Danemark, Suède, Norvège, Russie pour aller finir sur les bords du Danube à son embouchure après avoir fait le tour de l'Europe.

Cette grande épidémie aurait occasionné une mortalité totale :

En Europe, d'après Hecker, de 25.000.000 d'habitants.

En Asie, d'après Clément VII, de 23.000.000 d'habitants.

Pendant la fin du XIVe siècle et tout le XVe, il n'y a que de petites épidémies, restes d'un incendie mal éteint.

Au XVIe siècle, l'épidémie la plus considérable est celle qui fut observée, en Hollande, par Forestus (1572-1574) ; elle s'étendit à une grande partie de l'Europe.

La dernière épidémie est celle de Marseille ou de Provence (1720). Les noms du chevalier de Roze et de Mgr Belzunce en rappellent le souvenir.

Au XVe siècle arrive la *suette anglaise*.

1485. Envahit toute l'Angleterre.

1507. Deuxième épidemie à Londres.

1518. Troisième, la plus terrible ; les malades mouraient en deux ou trois heures. Elle s'étendit sur toute l'Angleterre

1529. Cette épidémie a gagné et ravagé tout le nord et le centre de l'Europe ; la France fut indemne.

Au XVIe siècle le typhus exanthématique semble prendre la suite de la peste à bubons.

1524 à 1530. Il ravage toute l'Italie et s'attaque surtout aux armées. C'est la maladie des armées de 1775 à 1815. En Crimée, de 1854 à 1856, réapparition du typhus. En 1867, en Algérie, à la suite de la famine, nouvelle épidémie; depuis la maladie s'est éteinte.

La grippe et le choléra

La grippe

1580. Première épidémie qui envahit toute l'Europe.

1590. Réapparition en Allemagne.

1658. Décrite par Willis.

1663. Dans la Haute Italie. 1669. En Hollande.

1675. Dans toute l'Allemagne et l'Angleterre.

1729. La grippe parcourut toute l'Europe ; de 1732 à 1737 elle parcourt le monde.

1742. Elle revient en Europe avec un caractère aussi terrible que la première fois.

1743. L'épidémie reçoit le nom de grippe. Dans cette année, il y eut, à Londres, 1000 décès par semaine.

1762. Une des plus étendues et des plus graves. Elle débuta à Vienne (Autriche), envahit l'Allemagne, la Hongrie, l'Italie.

1775. La grippe envahit toute l'Europe.

1830. Elle fait le tour du globe, précédant presque partout le choléra. — 1833. Elle suit le choléra. — 1837. Paris.

1847. Paris, Genève, Angleterre, Irlande où elle est plus grave.

1858. Elle envahit toute la *France*.

1889-1890. Nous avons assisté à l'une des plus terribles épidémies de grippe qu'on ait vues. Elle a débuté en Russie (novembre 1889) où elle a atteint le tiers de la population. De là elle s'est étendue de l'est à l'ouest.

Choléra

Au XVIIIe siècle le choléra est endémique aux Indes. Après plusieurs épidémies localisées, le choléra déborde l'Inde et envahit, de 1817 à 1823, tout le sud de l'Asie. En 1830 il gagne Astrakan et la Russie méridionale et toute l'Europe.

De 1830 à 1894, quatre grandes épidémies.

1830. D'Astrakan, il gagne la Pologne, le Nord de l'Allemagne, Hambourg, d'où il passe en Angleterre ; de là il se dissémine sur le monde. En France seulement 100.000 personnes en meurent.

1848-1851. Même marche. L'Inde, la Perse, Astrakan, Moscou, le nord de l'Allemagne, l'Angleterre, la France par Calais, de là l'Algérie, puis l'Amérique par des émigrants irlandais (total en France 110.000 morts).

1851-1854. Répétition de la précédente; total des morts en France : 140.000 personnes.

1865. Eclate à la Mecque. De Suez et d'Alexandrie la maladie envahit tout le sud de l'Europe, puis le nord ; elle dure jusqu'en 1869, 1870, 1871, 1872, 1873, nouvel incendie en France. Depuis, sans disparaître complètement, le choléra n'a fait que des apparitions discrètes et peu meurtrières.

Atténuation. — La peste antique n'a pas reparu depuis le IIIe siècle. Une maladie épidémique, appelée par les Grecs maladie cardiaque, a disparu. La peste à bubons n'a plus que de petites manifestations. La suette a disparu comme grande épidémie. Le choléra, lui-même, diminue de vurulence et de fréquence.

ETIOLOGIE (*Causes générales*).

Les anciens voyaient dans les épidémies (les pestes comme ils disaient) des effets de la colère divine.

On les a attribuées ensuite à un principe inconnu qui se répandait dans l'atmosphère.

Enfin on a essayé de les rattacher à des influences cosmiques. (Sécheresse ou humidité trop grande de l'air).

On les a attribuées à la présence du soufre dans l'air.

Rœderer, au XVIIIe siècle, le croyait encore.

Schmirer croit que la lune exerce une influence sur les épidémies.

Jusqu'à ces dernières années on a cru trouver la cause des grandes épidémies dans un vice de la composition de l'air.

Toute la question se réduit (le genre grande épidémie n'existant pas) à l'étude :

1° Des causes efficientes : les agents pathogènes qui sont le plus souvent en cause.

2° Des circonstances qui favorisent la production et l'accroissement de ces épidèmies : la graine, le terrain.

A. — Causes efficientes.

Une maladie devient épidémique pour deux grandes raisons :

1° Influence météorique, ou bromatologique (nourriture du sujet).

2° Par infection de l'air, de l'eau, du sol par le microbe pathogène.

a) *Agents pathogènes transmissibles. — La contagion médiate ou immédiate* est une des principales causes des épidémies. Toutes les épidémies de fièvres éruptives en relèvent. Un scarlatineux donne la scarlatine à ses frères et sœurs par contagion immédiate ; il la communique aux voisins par l'intermédiaire des gens qui viennent le voir. Contagion médiate.

On réagit, en ce moment, contre l'idée que la contagion se fait *par l'air*, et cela parce que l'étude des virus a prouvé qu'ils sont, non des corps gazeux, mais des corps solides, peu volatils. Cependant il paraît prouvé que la plupart des fièvres éruptives se transmettent par l'air.

L'eau est le grand véhicule des germes pathogènes, parce que trois fois sur dix, on se contente, quand on a un malade chez soi, d'envoyer laver le linge sale à la rivière au lieu d'avoir recours à l'étuve ; parce que, en deuxième lieu, l'eau est le réceptacle de toutes les déjections des malades.

Certains microbes peuvent, après avoir été ensevelis dans le sol, y rester à l'état latent, attendant une occasion favorable pour pulluler (C'est ce qui explique certains réveils d'épidémie).

b). *Agents pathogènes du sol et des eaux ne donnant pas lieu à des maladies transmissibles.* — L'exemple le plus frappant, c'est le paludisme ; dans un pays où la fièvre intermittente règne d'une façon régulière (endémique), faites de grands travaux de terrassement, vous aurez une véritable épidémie d'accès paludéens ; le microbe paludéen a recouvré une plus grande toxicité par le fait de ces mouvements de terrains. Il demeurait caché, ne demandant qu'à végéter, voilà que tout d'un coup on lui ouvre toutes grandes les portes de sa prison ; il en profite pour donner libre essor à ses facultés toxiques et reproductives.

c). *Causes météoriques.* — Malgré des études très sérieuses, on n'a pas encore pu établir un lien entre les épidémies et les causes météoriques Il ne restera bientôt plus, dans cette classe, que les accidents produits par la chaleur ou le froid. Ces causes météoriques ont une place plus importante parmi les causes prédisposantes que parmi les causes efficientes des maladies épidémiques.

d). *Causes bromatologiques* (d'alimentation) de βρομοσ, nourriture. — Elles agissent :

1° Parce que les éléments contiennent un principe toxique.

2° Parce que l'alimentation est de mauvaise qualité (Diarrhée famélique), ou que certains éléments font défaut (scorbut).

B — Causes prédisposantes.

A. *Individuelles.* — Influence de la race ; accoutumance ; immunité.

Ce sont les individus débilités d'une façon ou d'une autre (manque de nourriture, travail trop considérable, maladies antérieures) qui tombent les premiers sous le coup de l'épidémie.

La race a une influence. Les Anglais paraissent plus aptes à prendre la *suette* ; les noirs résistent plus que les blancs à la fièvre jaune et au paludisme.

Les personnes qui arrivent dans un milieu infecté sont plus souvent malades, que les gens du pays, *acclimatés.*

Enfin l'immunité est acquise pour beaucoup de personnes, par le fait qu'on habite un pays où sévit habituellement telle ou telle maladie. Les nouveaux arrivés sont pris, les habitants sont immunisés à petites doses.

B. *Influences météoriques.* — Le froid facilite l'apparition de certaines épidémies, d'abord en retenant les habitants dans un air confiné, malsain et à cube insuffisant ; ensuite en empêchant l'arrivée, en quantité suffisante, de légumes frais.

La chaleur favorise la pullulation des germes qui vivent dans l'eau : choléra, dysenterie, fièvre jaune.

C. — Causes déprimantes.

a). Alimentation insuffisante. Impressions morales tristes. La crainte d'être frappé par l'épidémie empêche de réagir.

b). L'encombrement. Grandes armées, foires, migrations. Tout le monde connaît les épidémies de pensions, qu'un seul enfant entre imparfaitement guéri de la rougeole ou de la scarlatine et le pensionnat est infecté. Il en est de même dans les casernes, dans toutes les grandes agglomérations, foires, pèlerinages, marchés, etc. En 1865, le choléra ayant éclaté à Alexandrie, les étrangers s'embarquèrent et disséminèrent l'épidémie dans presque tous les ports européens.

Les armées en campagne sont le milieu le plus favorable pour l'éclosion des épidémies : la fatigue, la mauvaise alimentation, la dépression morale, à la suite d'une défaite, en sont les causes.

En 1552, l'armée de Charles-Quint est détruite, devant

Metz, par le scorbut, la dysentérie. C'est après les défaites que les armées *battues* présentent le plus de cas de maladies épidémiques. En Crimée, enfin, les hommes, épuisés par le scorbut ou la dysentérie, ne présentaient plus de résistance au typhus ou au choléra ; de même en 1870 ; ce qui revient à dire que plusieurs épidémies peuvent s'abattre sur ces malheureuses armées désorientées et éreintées.

La peste

Après les grandes épidémies signalées précédemment, on a revu la peste :

1856-1858 à Bagdal. — 1859 1861 à Bagdad encore, formes légères.

1863. Elle règne en Mésopotamie jusqu'en 1878, donnant lieu à plusieurs poussées graves.

1878. Astrakan et, en 1879, nouvelle poussée qui épouvante l'Europe. Il s'agissait d'une forme très grave : la forme hémorrhagique qui fait donner à cette peste, le nom de peste noire.

1894. Peste à bubons à Hong-Kong.

La peste est éminemment contagieuse.

Est-elle endémique dans le sud de la Chine, comme certains auteurs le croient ? Il est impossible de le dire. D'après Yersin, l'agent pathogène de la peste est un petit bacille à bouts arrondis, qui se trouve en abondance dans les bubons et se cultive dans les milieux ordinaires. Ce bacille tue rapidement les rats, souris, etc.

Causes. — On ne peut la rattacher ni à des causes de terrain : elle sévit aussi bien en terrain alluvionnaire, dans les plaines que sur les montagnes, quelle que soit la nature de leurs roches.

Ni à la misère : bon nombre de pays pauvres n'ont jamais été atteints par la peste.

Ni à l'âge : dans l'épidémie de Marseille les enfants sont épargnés ; dans d'autres ce sont les femmes. Tous les excès, quels qu'ils soient, sont une cause prédisposante. La cause directe est la contagion et nous connaissons le contage.

Symptômes. — Invasion. Le début est brusque, imprévu ;

céphalalgie, vertige, dilatation des pupilles, face altérée, chaleur interne Cette période varie de quelques heures à quelques jours.

Période d'état. — Elle débute par un frisson suivi d'un refroidissement intense (fièvre et prostration). Peau brûlante et sèche, soif ardente, mal de tête intense. Larmoiement, conjonctivite, surtout vers l'angle interne de l'œil ; langue d'un blanc crayeux, douleurs dans l'estomac et l'intestin, vomissements (pouls à 120), respiration très rapide. A ce moment on peut voir survenir un état typhique très prononcé (diarrhée, délire, coma), défaillance du cœur, catarrhe, bronchite, hémorrhagies. Deux ou trois jours après bubons, précédés de vives douleurs dans la région où ils apparaissent. A ce moment-là, il y a généralement une rémission, sinon les phénomènes typhiques reprennent de plus belle. Le bubon est douloureux et guérit généralement par résolution ; de même les charbons, sur les membres, se limitent et guérissent.

Convalescence du sixième au dixième jour. Souvent le bubon laisse derrière lui des traces : suppurations longues, phlegmon, etc.

La mortalité est, en moyenne, de 90 0/0. Une première attaque confère l'immunité.

Traitement. — Nous attendons les résultats des expériences de Yersin en Chine et en Cochinchine, avec son sérum anti-pesteux.

Grippe ou Influenza

La grippe se développe à l'état épidémique en toutes saisons, dans tous les climats.

De 1889-90 date la dernière grande épidémie. De son étude il semble ressortir que la grippe se transmet d'homme à homme, plutôt que par influences atmosphériques.

La rapidité de l'extension de l'épidémie est en rapport avec la rapidité des communications, et presque toujours elle rayonne des grands centres.

De Saint-Pétersbourg l'épidémie gagne Berlin, Paris, Vienne, Copenhague. Puis s'étend autour de ces capitales.

Comme exemple d'importation directe, Tueffer cite le cas suivant : Un habitant de Montbéliard fait un court séjour à Paris, rentre chez lui bien portant ; trois jours après il présente les symptômes de la grippe dont on n'avait pas encore observé un cas à Montbéliard. Et l'épidémie part de là. Même chose pour l'épidémie de Frontignan, d'après Grasset. Le paquebot *Saint-Germain* embarque un grippé, et 156 sur 430 passagers sont pris. Le même fait s'est produit pour Annonay et l'importateur fut atteint le premier, huit jours avant le reste de la population. En somme l'épidémie de 1889-90 a marché très rapidement, d'un grand centre à l'autre, grâce aux trains rapides, plus lentement d'un grand centre à un centre plus petit, et encore plus lentement de village à village où les communications sont lentes et rares.

Teissier a trouvé dans l'urine des grippés un diplobacille qui se cultive facilement, et dans le sang des streptobacilles, bacilles en chaînettes, qui paraissent être une forme du diplo-bacille. Ce microbe est-il la cause de la grippe ? Question non résolue encore.

La grippe, ou influenza, a reçu, à travers les âges différents noms :

Catarrhe fébrile, catarrhe épidémique, synoch catarrhe, baraquette, petite poste, petit courrier.

Le nom de *grippe* fut donné par Sauvage, de Montpellier (1750), sans doute à cause de l'aspect de la face.

Le nom d'*influenza* lui vient d'Italie, à son passage à Milan et à Venise ; ce nom a fait fortune en 1889.

Le mot grippe tend à englober toutes les petites fièvres catarrhales saisonnières qui existent chaque année dans nos pays. La seule différence consiste dans l'état épidémique, la grande diffusibilité, l'aspect infectieux.

Teissier pense que les grands changements atmosphériques, spécialement les températures chaudes et humides, favorisent la pullulation du germe et sa dissémination ; que le froid sec, au contraire, l'arrête. La pollution des eaux des rivières serait aussi une cause. A Varsovie, au moment du début de l'influenza, l'eau de la Vistule contenait 21 millions de germes par litre et seulement 135 mille au moment de la décroissance. De plus, à l'ambassade de

France en Russie, où l'on ne boit que de l'eau absolument pure, personne n'a été atteint.

Pour M. Masson, pendant tout le temps de l'épidémie, à Paris, le baromètre est resté au-dessus de 760 au lieu de 755 qui est son point normal. Le froid a été peu intense, le thermomètre n'étant pas descendu au-dessous de 5 degrés. L'humidité de l'air a été considérable, quoiqu'il ait plu très peu. La marche de l'épidémie, de l'est à l'ouest et du nord au sud, à été justement le contraire de celle du vent de l'ouest à l'est et du sud au nord. Le défaut de lumière solaire a été constant pendant toute la période de l'épidémie.

Pour la contagion nous avons vu, à la page précédente, l'influence de la contagion.

Autre exemple inverse prouvant la nécessité d'admettre l'idée de la contagion. Parsons, en 1889-90, établit que, sur 400 gardiens, habitants les 51 bateaux-phares d'Angleterre, ou les 16 phares fixes, 8 seulement ont été atteints par l'influenza et encore, dans ces huit cas, le sujet a été exposé à la contagion. Cependant ces agents-là, quoique isolés, sont exposés à toutes les intempéries des saisons.

La grippe paraît donc être une maladie qui apparaît d'abord en un point donné, sous forme de maladie sporadique, va en s'étendant jusqu'à produire une épidémie plus ou moins intense.

En résumé la grippe est éminemment contagieuse; une fois introduite dans une localité, elle se propage par la contagion, l'air, l'eau, les objets, les animaux. Elle est à fois épidémique et contagieuse.

Anatomie pathologique.

Il est très difficile de connaître les désordres produits dans le corps humain par la grippe seule, car il est exceptionnel de faire l'autopsie d'une personne morte de grippe sans complications.

La bactériologie n'a encore rien donné de décisif.

Symptomatologie.

Incubation très courte : elle dure de quelques heures à un ou deux jours. Au Val-de-Grâce, 11 cas sur 15 se sont produits de un à quatre jours après l'entrée d'un grippé (Antony).

Le début est *brusque*. C'est un caractère particulier à la maladie.

Un négociant du Havre fut pris de frisson et de douleur en descendant les marches de la Bourse.

Une dame, dit Grasset, fut obligée de s'aliter au beau milieu d'une visite ; quelques fois la maladie est précédée d'un malaise de deux ou trois jours, catarrhe nasal, puis fièvre, courbature.

Au milieu de la diversité des formes on en a distingué trois principales :

Forme nerveuse. — *Forme thoracique.* — *Forme gastro-intestinale.*

1° FORME NERVEUSE. — C'est la cause de la faiblesse et de la longueur de la convalescence.

a). *Symptômes.* — *Céphalalgie* — Elle est comparable à un fort accès de migraine. C'est dire qu'elle s'accompagne de photophobie, de vomissements et de somnolence intense. Cette somnolence fait souvent place, le soir et la nuit, à de l'agitation et même à du délire violent, délire dont le souvenir persiste

b). Des *névralgies* violentes peuvent accompagner et faire une longue suite à cette forme.

c). *Douleurs.* — Elles surviennent tout-à-coup et dans toutes les parties du corps. La rachialgie rappelle le lombago le plus violent ; cette douleur s'étend un peu partout. Elle n'est pas spontanée, c'est-à-dire qu'au repos le malade ne souffre pas, mais le moindre mouvement réveille la douleur. La pression est douloureuse. Ces douleurs vives ne durent que quelques heures : 12 à 24.

d). *Dépression physique et morale.* — Ce symptôme est tout à fait hors de proportion avec l'allure de la maladie. Grâce à lui la convalescence est plus longue que la maladie.

2° FORME THORACIQUE. — Ce sont les symptômes pulmonaires qui font de la grippe une maladie grave.

En 1889-1890 l'épidémie, qui n'avait pas touché aux poumons au début, provoqua, lorsqu'elle s'attaqua à cet organe, une mortalité comparable à celle des plus terribles épidémies de choléra.

On voit se succéder toutes les formes d'inflammation des voies aériennes.

a). *Coryza* et conjonctivite donnent à la face malade le type *grippé*. De là l'inflammation descend :

b). Au *larynx*. *Toux sèche*, *quinteuse* qui empêche de dormir. L'inflammation s'étend de la trachée aux grosses bronches, et l'on dit que la grippe est tombée sur la poitrine.

A un degré plus fort on a de la véritable bronchite, quelquefois capillaire. Cette bronchite n'est grave que chez les personnes dont le poumon ne fonctionne pas régulièrement.

c). On peut voir de la *congestion pulmonaire*, soit à forme hémoptoïque (crachement de sang), soit passive, plus longue, mais moins grave. Enfin vient la *pneumonie*.

d). On peut voir une pneumonie secondaire par extension de la grippe, ou une pneumonie grippale d'emblée C'est le symptôme le plus grave dans cette forme de grippe thoracique.

e). Dans les cas de *pleurésie grippale* on peut voir une pleurésie purulente.

3° FORME GASTRO-INTESTINALE. — *Embarras gastrique*. — Langue blanche, à bords rouges; vomisssements. Douleurs au niveau de l'estomac.

Intolérance stomacale. — Dans ce cas la langue est sèche, rouge ; tout liquide ingéré est rendu; la gastralgie est intense; les vomissements se font même à vide.

Si l'inflammation est plus considérable, c'est l'intestin qui entre en jeu et qui fait tous les symptômes des entérites. A ces trois grandes formes il faut ajouter les *symptômes du côté du cœur et des vaisseaux*.

Le cœur, qui devrait doubler son travail dans les formes

thoraciques de la grippe, se trouve pris lui même, et par son système nerveux et par sa fibre musculaire.

D'où les endocardites, les syncopes.

On a vu quelquefois des éruptions fugaces.

Fièvre de 38° 5 à 39° 5, ou de 40° à 41°. Généralement la température atteint son plus haut point le premier ou le deuxième jour, elle baisse ensuite par oscillations descendantes.

La marche est très variable.

La convalescence toujours très longue.

Le pronostic dépend d'énormément de causes : acuité de l'invasion, état des organes envahis, etc.

Traitement. — Il n'existe pas de spécifique de la grippe ; le plus souvent la guérison se fait spontanément (les pieds sur les chenets).

Le sulfate de quinine. l'antipyrine, l'aconit sont les remèdes les plus efficaces.

Chez les enfants.

Fréquence, 1889-1890.

A Londres, sur 240 jeune filles, 185 furent atteintes.

A Paris écoles communales, dans une circonscription :

ECOLES	Nombre des Elèves	NOMBRE des Elèves absents pour influenza		NOMBRE des Elèves absents en 1888 pour maladie diverses
de Filles, 6 à 13 ans ...	280	198	63,5 %	105 Epidémie de rougeole.
de Filles, 6 à 13 ans ...	229	80	34,9 %	31
de Garçons, 6 à 13 ans .	362	139	26,7 %	63
de Garçons, 3 à 8 ans ..	217	125	58,5 %	77 Epidémie de rougeole.
Ecole Maternelle, Garçons et filles, 2 à 6 ans....	204	120	59,8 %	90
Total.........	1. 292	674	52,1 %	

De toutes les statistiques il résulte que l'enfant, même à la mamelle, peut-être atteint de l'influenza. On a vu, cependant, des bébés dont la nourrice était atteinte d'influenza ne pas la contracter. Peut-être cette immunité réside-t-elle dans l'absorption, par le lait, d'une anti-toxine grippale : mystère pour le moment. Cependant les enfants nourris au sein ne font leur grippe qu'après les autres ; ceux nourris au biberon la font en même temps que les autres membres de la famille. Il n'y a pas d'immunité conférée par une première attaque.

Les formes sont les mêmes que chez l'adulte. Chez l'enfant la forme gastro-intestinale peut aller jusqu'à simuler une fièvre typhoïde grave.

Chez l'enfant aussi on trouve des formes pseudo-méningitiques simulant une méningite-type,

La forme pulmonaire traîne après elle tout le cortège des bronchites: congestions pulmonaires, pneumonies, broncho-pneumonies avant-coureurs de la tuberculose.

Diagnostic. — Marche. — La convalescence paraît plus longue chez un enfant à la suite de la grippe qu'à la suite d'une autre affection contagieuse : la rougeole, par exemple.

Mortalité. — Il semble résulter que, chez l'enfant, la mortalité par grippe est inférieure à celle des adultes.

Traitement. — Prophylactique : pulvérisations d'eau chloroformée. Le meilleur moyen est l'isolement des enfants sains

Pour les nourrissons il vaut mieux les changer de nourrice et d'air.

Chirurgie

Durillon. — Le durillon est un épaississement de l'épiderme caractérisé par une plaque jaunâtre, saillante, arrondie, à bords se continuant insensiblement avec l'épiderme voisin.

Il est dur, sec, mais offre de grandes variétés.

Lorsqu'on l'a enlevé on constate que sa face profonde est plane (il n'y a pas de racine) ; c'est un épaississement de la couche cornée.

Causes. — Les frottements, les pressions répétées. — Souvent il est précédé d'ampoules, comme à la paume de la main (manœuvres), à la plante du pied chez les gens qui marchent beaucoup (talon, gros orteil). Le durillon est indolent ; il disparaît si la pression disparaît. D'autres fois il se forme au-dessous de lui une petite bourse séreuse qui s'enflamme (durillon forcé), d'où un phlegmon. Le seul traitement consiste à l'enlever après l'avoir ramolli par un bain.

Cor. — Diffère du durillon par un prolongement central qui, de la face profonde, pénètre dans le derme. Ce noyau central, ou *clou*, est la caractéristique du cor ; en comprimant le derme il provoque les douleurs. Il peut y avoir plusieurs prolongements. C'est une lésion spéciale au pied, surtout au cinquième orteil, entre les doigts de pieds, où il prend le nom d'œil-de-perdrix, quelquefois au talon. Cette localisation au pied tient aux chaussures, qu'elles soient trop étroites, ou qu'elles soient mal ajustées. Le cor a un peu l'aspect d'un durillon, il est plus saillant, plus limité. Le cor peut, comme le durillon, se compliquer de phlegmon.

Traitement. — Chaussures bien faites qui évitent les douleurs ; appareils protecteurs (anneaux autour du cor). Ablation partielle après ramollissement par un bain chaud. Enfin la cautérisation et l'ablation par le bistouri. Acide nitrique ou acétique. L'acide salicylique, *mélangé au collodion*, réussit en badigeonnages.

Furoncles. — Le furoncle est une inflammation circonscrite de la peau, dont l'origine semble être dans l'appareil pilo-sébacé, et qui se caractérise par une petite tumeur conique, dure, douloureuse, suppurant presque toujours, et laissant échapper avec le pus une petite masse appelée bourbillon. Le bourbillon est le résultat d'une mortification plus ou moins grande du tissu cellulaire.

L'inflammation furonculaire est due à un microbe (Pasteur, 1880).

Le microbe du furoncle est le *staphylococcus pyogenes aureus* qui s'introduit dans les glandes pilo-sébacées et part de là pour infecter l'économie.

Les causes secondes, ou occasionnelles, sont : le contact avec des corps malpropres ; les cavaliers en sont surtout atteints. Il paraîtrait, d'après Czernicki, que les furoncles diminuent pendant la saison où l'on mène les cavaliers aux bains. Les tanneurs, les bouchers y sont plus sujets parce qu'ils manipulent des matières plus ou moins putrides. C'est le frottement qui paraît être la cause principale (cou, fesse).

La contagiosité du furoncle est prouvée. En 1880, à Trastour, cinq religieuses soignent une de leurs compagnes atteinte d'anthrax : quatre prennent des furoncles ; la cinquième avait pris des précautions. A Nancy, à la Maternité, cinq accouchées eurent des anthrax à la fesse ; on désinfecta le bassin commun et tout cessa. Le furoncle s'observe partout où il y a des glandes pilo-sébacées.

Tout le monde connaît le début et l'évolution du furoncle. Une petite vésicule du milieu de laquelle sort un poil. De la rougeur, du gonflement, de la douleur tout autour (clou). Du quatrième au sixième jour, augmentation. Du huitième au dixième jour le bourbillon s'élimine par l'orifice déjà ouvert.

La furonculose n'est qu'une série répétée de furoncles que l'on attribue à un état général (sucre, arthritisme, etc).

Le furoncle est d'un pronostic bénin sauf quelques cas particuliers (face, voisinage d'articulations, de veine, etc.).

Traitement. — A). *Prophylaxie* (Forgue et Reclus p. 304. — Les alcalins, Vichy et Vals, ont arrêté d'interminables éruptions. Les lotions fréquentes, les eaux d'Aix et de Luchon, etc.

B). *Abortif.* — La teinture d'iode est infidèle.

Les cautérisations au fer rouge de la glande pilo-sébacée, point de départ de la maladie ; il faut, au préalable, avoir fait une désinfection complète de la peau.

Les lotions avec l'eau chloralée au 10e. Les pulvérisations phénosalylées au 1/100. 10 à 15 minutes, trois ou quatre fois par jour. Dans l'intervalle on mettra un pansement phéniqué à 50 p. 1000 et chaud.

C). *Curatif.* — La cautérisation au fer rouge, avec débridements tout autour (anthrax).

Les injections sous-cutanées d'acide phénique n'ont pas donné de bons résultats : Donc, furoncle ou anthrax, soins de propreté antiseptique ; pulvérisations antiseptiques répétées, avec, dans l'intervalle, des lotions chloralées ou phéniquées ; enfin le fer rouge avec larges débridements.

Anthrax (Traité de Chirurgie Duplay et Reclus). — « L'anthrax (Trélat) est une tumeur inflammatoire, de volume variable, qui débute dans l'appareil glandulaire pilo-sébacé, s'étend au derme périphérique et au tissu cellulaire sous-jacent, détermine la mortification d'une partie de ce tissu et s'accompagne de symptômes généraux souvent graves ».

Etiologie. — Rare chez l'enfant, fréquent chez le vieillard ; la cause principale est le frottement continu.

Le diabète prédispose surtout à l'anthrax, et surtout le diabète au début. Siège principal la nuque et le haut du dos.

Symptômes. — Après un état de fièvre et de courbature plus ou moins marqué, on voit survenir une tuméfaction de la peau, dure, rouge, noirâtre ; la tumeur augmente, devient lie-de-vin, puis, sur le sommet, surviennent des phlyctènes sanguinolentes.

La tumeur se ramollit, les phlyctènes crèvent et la peau apparaît parsemée de points jaunes qui, bientôt agrandis laissent passer le pus et les bourbillons ; la peau ressemble alors à une écumoire ; si la lésion est plus profonde la peau tombe par lambeaux et, avec elle, des masses de tissu cellulaire mortifié.

La douleur est le seul phénomène subjectif. Elle peut gêner la respiration dans l'anthrax de la poitrine ou du cou ; dans l'anthrax de l'abdomen les fonctions alvines. Elle disparaît à l'ouverture du guêpier.

L'anthrax circonscrit évolue comme un gros furoncle.

L'anthrax diffus peut mesurer 25 à 30 centimètres de diamètre : il s'étend même après une large ouverture.

Les phénomènes généraux sont ceux de toutes les septicémies : fièvre, courbature, anéantissement physique, diarrhée, délire, etc.

La convalescence est toujours longue (deux mois, d'après Guérin) Nous ne parlerons pas des complications possibles : érysipèle, phlébite. gangrène, abcès lointains, etc.

Pronostic. — Plutôt grave, mais très variable.

Traitement. — *A).Général.* — Médication tonique, alimentation abondante pour soutenir les forces.

B). Traitement local. Nous l'avons vu précédemment.

Phlegmon diffus. — Nous avons vu,à propos de l'anthrax et même de certains furoncles, que lorsque les phénomènes inflammatoires dépassaient une certaine limite, la lésion devenait phlegmon (phlegmon circonscrit, c'est-à-dire inflammation du tissu cellulaire environnant la plaie initiale.

Le phlegmon diffus e-t d'une tout autre gravité. « C'est, dit Follin, l'inflammation aiguë, non circonscrite, du tissu cellulaire,avectendance à envahir de proche en proche les couches celluleuses voisines et à en produire la mortification ».

On l'a appelé, d'autre part, phlegmon érysipélateux, ou érysipèle phlegmoneux.

Ces deux dénominations sembleraient faire croire que l'érysipèle est une cause de la diffusion du phlegmon.

Etiologie. — Il atteint l'homme adulte qui travaille. La porte d'entrée est une plaie, plaie insignifiante que l'on ne soigne pas et qui, s'enflammant, donne lieu à un phlegmon des gaines synoviales.

Le phlegmon diffus atteint surtout les membres et, spécialement l'avant-bras et le bras (il y en a un bel exemple, en ce moment-ci,à l'hôpital d'Annonay) ; ceci s'explique facilement quand on pense aux usages multiples auquels on soumet la main,usages qui entraînent toujours,ou presque toujours, une excoriation de la peau.

Symptômes. Douleur au point initial.

Gonflement quelquefois énorme.

Rougeur jusqu'au rouge sombre.

Phlyctènes remplies de sérosités louches ou sanguinolentes

Traînées lymphatiques rouges, gonflement des ganglions.

A l'examen on a une sensation de suppuration recouverte d'une couche élastique. L'état général est mauvais : fièvre, délire, insomnie, anhélation. Langue sale et sèche. Tous les signes d'une infection.

Après le gonflement, après la rougeur et les phlyctènes vient la mortification des tissus, du quatrième au sixième jour. De grandes incisions ou des mortifications de peau donnent issue au pus. On voit alors sortir comme des floches de filasse. Le phlegmon diffus, tout en étant une affection grave et qui demande une intervention chirurgicale immédiate, ne met pas la vie en danger (sauf complications).

TRAITEMENT (Forgues et Reclus.— *Phlegmons circonscrits*. — Bains antiseptiques, pulvérisations antiseptiques, pansement antiseptique.

Ouverture rapide, dès qu'on peut s'assurer de la présence du pus. — *Phlegmons diffus*, même thérapeutique abortive.

Pour le traitement opératoire, il consiste dans l'ouverture des nombreux foyers.

Incision hâtive et longue (Gangolphe, page 408). Gangolphe a fait, pour un phlegmon du membre supérieur, une série d'incisions dont la longueur totale est allée à deux mètres vingt centimètres.

Ongle incarné. — Résulte du port d'une chaussure mal faite (généralement), d'où le traitement palliatif.

On peut soulever l'ongle avec une bande de diachylon, pour l'écarter de la chair bourgeonnante. Le vrai traitement c'est l'ablation complète de l'ongle et la cautérisation au fer rouge des côtés latéraux de la matrice unguéale.

Panaris. — Inflammation phlegmoneuse des doigts.

La forme la plus bénigne est la *tourniole* (espèce d'élevure de phlyctène faisant petit à petit le tour de l'ongle sans altérer les tissus profondément). Il suffit d'ouvrir et de panser à l'acide borique.

L'inflammation, dans le vrai panaris, peut s'arrêter à la couche sous-épidermique. Il se termine alors simplement par suppuration.

L'inflammation peut gagner les gaines synoviales.

L'inflammation peut aller jusqu'à l'os et en provoquer la nécrose (mortification).

Le panaris, après un jour ou deux de bains antiseptiques, doit être ouvert profondément. « Votre bistouri, dit Gangolphe, doit toucher l'os et en érafler la surface ».

HUITIÈME CONFÉRENCE

(18 Mars 1901.)

I. — Traité de Médecine par CHARCOT, BOUCHARD et BRISSAUD, etc. — Tome II, page 29.

Fièvres éruptives

Par Louis GUINON.

GÉNÉRALITÉS.

A). Les fièvres éruptives ont pour caractères communs :

1º Leur nature infectieuse et spécifique;

2º La contagiosité, l'épidémicité, l'éruption

B). Cliniquement, c'est-à-dire à la vue, elles se manifestent: soit par un enanthème (éruption interne), de ἐν. en dedans, intérieur; soit par un exanthème (éruption externe), de ἐξ. en dehors, dont l'aspect, la forme, servent à les différencier.

C). Par des phénomènes généraux : fièvre à évolution constante pour chacune d'elles. Ce sont des maladies cycliques.

Cette description se rapporte aux formes normales :

Scarlatine.

Rougeole et rubéole.

Variole, varicelle et vaccine.

Les oreillons et la coqueluche s'en rapprochent :

Inoculabilité des fièvres éruptives. — Elle est :

1° *Certaine* pour la rougeole, d'après Look, Mouro, Speranza, pour la variole (variolisations du siècle dernier), la varicelle (Steiner) et la vaccine.

N'a pas été démontrée pour les autres.

L'inoculabilité n'a plus que peu d'intérêt depuis que *la contagiosité* ne donne plus lieu à discussion. Toute fièvre éruptive naît d'un cas antérieur, directement ou indirectement (le virus rentre dans ce que l'on appelait autrefois des poisons morbides humains).

ETIOLOGIE.

La contagion est *directe*, c'est-à-dire par simple contact, ou par l'air respiré; *indirecte* quand le germe est transporté par un objet ou par une tierce personne.

Causes prédisposantes : le jeune âge, sauf la première année, parce que les tout petits enfants n'ont que peu de rapports avec d'autres enfants.

Pour les adultes, on peut invoquer une atteinte antérieure ou l'accoutumance. Lorsque la maladie touche une population où elle n'avait pas encore existé, elle atteint tout le monde. Exemple : la variole chez les nègres; la rougeole aux îles Fëroé et Fidji.

L'hérédité n'a rien à voir dans la question.

L'immunité naturelle est très rare.

L'immunité acquise n'est pas constante. Pour ma part, j'ai eu deux fois la rougeole et deux fois la scarlatine et, sur mes cinq enfants, un seul n'a pas encore eu la rougeole et un l'a eue trois fois avant l'âge de 12 ans.

Incubation. — Très variable.

Scarlatine, de 1 à 5 jours.

Varicelle et rubéole, 17 jours, en moyenne.

Symptomatologie générale. — Elle se réduit aux trois périodes :

Invasion.

Eruption.

Desquamation.

Il semble que l'invasion est d'autant plus longue que la maladie sera plus courte et plus bénigne ; cela est vrai pour la variole (Trousseau).

Pour les autres fièvres, il n'y a aucune régularité.

L'éruption et la fièvre sont les symptômes les plus constants. Cependant l'éruption peut passer inaperçue, surtout dans la *scarlatine* : Dans la *rougeole* et la *variole,* l'intensité de l'éruption paraît en rapport avec l'intensité de l'infection.

Formes. — Nerveuse. — Hémorrhagique.

La pathogénie de ces faits est encore obscure. On peut admettre les données suivantes :

1° Il existe une malignité primitive par *virulence excessive de l'agent pathogène.*

Cette *virulence peut appartenir en propre à l'agent pathogène ;* c'est ainsi qu'on voit, au début d'une épidémie de scarlatine, des malades foudroyés par la forme nerveuse (genre épidémique des anciens).

Virulence due au terrain sur lequel l'agent tombe.

2° La malignité peut être le fait d'une infection secondaire qui ajoute une septicémie à l'infection éruptive. La question de la forme hémorrhagique est encore à l'étude.

Complications. — Trois origines :

1° Exagération excessive d'un trouble ordinaire.

2° Accident ou trouble surajouté, étranger à la maladie et causé par l'agent d'une infection secondaire. Exemple les suppurations, les septicémies, les broncho-pneumonies.

3° Complications par la coexistence d'une autre maladie connue.

Certaines complications sont :

Communes : Accidents nerveux (délire, adynamie, coma) et les hémorragies.

Spéciales : Scarlatine, angine, néphrites, lésions des séreuses et des lymphatiques.

Rougeoles, lésions broncho-pulmonaires.

Variole, congestions viscérales, suppurations, dégénérescences musculaires.

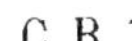

Les suites tardives. — Lésions parenchymateuses c'est-à-dire atteignant le tissu musculaire ; elles sont réparables.

Lésions interstitielles et vasculaires ; elles évoluent vers la sclérose c'est-à-dire vers une destruction fonctionnelle, des organes touchés.

Toutes les fièvres éruptives sont susceptibles de récidives et même de rechute.

La récidive est une nouvelle infection chez un sujet dont l'immunité a cessé.

La rechute est un retour offensif de la même infection. La rechute est très rare.

Microbiologie. — Peu avancée ; elle a été retardée par l'impossibilité d'opérer sur l'homme.

Peut-être l'agent de ces maladies est-il un protozoaire? D'après M. Funck, chef du Laboratoire de Bactériologie à Bruxelles (*Semaine Médicale*, 20 février 1901), l'agent étiologique de la vaccine est un protozoaire. L'inoculation de cet agent (sporidium vaccinale) reproduit (chez les animaux sensibles) tous les symptômes de la vaccine; cette injection rend les animaux réfractaires à la vaccine. Les pustules varioliques renferment un protozoaire semblable.

Pronostic. — Il varie suivant les maladies, suivant les formes de chaque maladie.

Traitement. — 1° Modérer la fièvre.

2° Calmer les accidents nerveux.

3° Prévenir et combattre les infections secondaires.

En modérant la fièvre on diminue les accidents nerveux ; donc les antipyrétiques (quinine, antipyrine, etc.), mais ils ont des inconvénients d'intoxication, etc.

Hydrothérapie. (Curri, 1798) dans le délire, les convulsions, Trousseau employa les affusions froides avec succès.

Priessnitz le drap mouillé.

Liébermeister (1859), le bain froid.

L'affusion froide est indiquée quand la chaleur atteint 40° ou 41°, surtout s'il y a du délire, de l'adynamie, de l'agitation.

Le malade est placé, nu, dans une baignoire et on lui verse sur le dos trois ou quatre seaux d'eau à 25° ou 28°, même pendant l'éruption. L'affusion doit durer 1/4 de minute. On enveloppe ensuite le malade d'un drap et d'une couverture et on le recouche.

L'antisepsie prévient les septicémies secondaires.

Prophylaxie. — Stérilisation de tout ce qui sert aux malades.

Nous possédons ici une étuve à désinfection pour tous les linges qui ont servi.

Pour les personnes ayant soigné le malade et pour le malade lui-même, après guérison, des bains antiseptiques au sublimé.

30 gr. de sublimé par bain, *adulte*; 5 gr., *enfant*.

Pour la chambre :

Vapeurs de soufre, 30 gr. par mètre cube.

Coexistence des fièvres éruptives — Autrefois il était de foi que deux fièvres éruptives ne peuvent exister ensemble sur le même organisme (Loi de Hunter).

Cependant on peut observer :

Rougeole et scarlatine, et vice-versa.
Rougeole et variole, et vice-versa.
Scarlatine et variole, très rare.
Rougeole et varicelle, ou inversement.
Scarlatine et varicelle, ou inversement.
Variole et vaccine, ou inversement.
Vaccine et toutes les autres fièvres éruptives.

Scarlatine

Par le Dr Moizard.

Traité des Maladies de l'Enfance par Grancher-Comby et Marfan, tome 1er, page 113.

1556. On la sépare de la rougeole et Ingrassias lui donne le nom de *Rossania*.

1678. En France, Jean Coytlar (de Poitiers) la décrit et l'appelle fièvre pourprée épidémique et contagieuse.

1654. Première description complète de la maladie par Sennert, de Vittemberg, sous l'inspiration de Sydenham qui, tout en l'ayant étudiée à fond, lui donnait à peine le nom de maladie (*Hoc morbivix nomen enim altius assurgit*). Et plusieurs années après la scarlatine revêtait, en Angleterre, une gravité épidémique terrible. Même à l'heure actuelle, la race anglaise semble plus sujette à contracter des scarlatines graves. En France, à Tours, le même phénomène s'est produit. De 1795 à 1822, Bretonneau n'avait pas vu mourir un scarlatineux, or, en 1824, une nouvelle épidémie éclate à Tours, un épidémie meurtrière, qui nous a valu une description magistrale de Bretonneau.

ETIOLOGIE

Toute *scarlatine naît d'une scarlatine directement ou indirectement.*

C'est par l'air respiré qu'a lieu très probablement la contagion.

Surtout par les germes venant soit de la gorge soit de la peau.

Contagion directe. — Elle est indéniable. (Une personne soigne un scarlatineux et prend la scarlatine ; une autre personne lave le linge d'un scarlatineux et prend la scarlatine.

Contagion indirecte. — Une personne qui a été en contact avec un scarlatineux peut-elle transmettre la maladie à une autre personne ?

Il faut, pour cela, un séjour prolongé près du malade (Sevestre). Le meilleur moyen, soit pour le médecin, soit pour les personnes qui visitent les malades, est de se laver soigneusement avec une solution de sublimé à 1/1000.

Exemple de contagion à distance et cependant directe.

Sanné raconte, dans le Dictionnaire encyclopédique : Une dame, habitant, avec sa fille, la Bretagne, dans une localité absolument indemne de scarlatine, reçoit une lettre d'une jeune femme fixée en Allemagne ; dans cette lettre, cette personne annonçait qu'elle était en convalescence de scarlatine, et que la desquamation était tellement abondante qu'en écrivant elle avait dû secouer le papier à plusieurs reprises, afin d'en chasser les pellicules qu'elle y laissait tomber. Quelques jours après l'arrivée de cette lettre, la mère et la fille sont prises de scarlatine. La fille guérit ; la mère mourut.

On doit interdire tout envoi de lettre, toute communication de livres ou d'un objet quelconque par un malade atteint de scarlatine.

Age. — C'est surtout une maladie de l'enfance.

Les nourrissons peuvent en être atteints.

D'après les statistiques de Baginsky et des médecins de Londres, les 9/10 des cas de morts se produisent de deux à trois ans. Elle frappe les deux sexes.

Elle se montre en toute saison, surtout au printemps et à l'automne.

La scarlatine est moins féquente même chez les enfants que la rougeole.

Incubation. — 7 heures (Thomas).

12 heures (Sevestre), jusqu'à 12 et 15 jours (Girard).

24 heures, d'après une observation indiscutable de Trousseau.

La moyenne paraît être de 4 à 5 jours.

Bactériologie. — Quoique l'on ne puisse pas encore désigner l'agent de la scarlatine, il est très probable que c'est un streptocoque.

Symptômes. — *Début brusque, courbature, frissons, fièvre,* allant à 40° et plus. *Vomissements, douleur de gorge.* Pouls, 120-140. Peau sèche, excitation, délire.

Ganglions sous-maxillaires tuméfiés.

Gorge, voile du palais et piliers, rouge vineux généralement.

Cette période dure de 12 à 36 heures généralement. (Grancher, p. 112).

Eruption. — Ne débute jamais par la face, mais par la poitrine, le ventre, les plis articulaires. Quand la face est touchée, c'est aux joues.

Petite papule, d'une tête d'épingle à peine, d'un rouge écarlate, appréciable au toucher et entourée d'une zone moins écarlate, mais très rouge encore ; en somme sur un fonds rouge se détachent des points plus écarlates légèrement saillants.

Raie scarlatineuse. — Quelques heures avant l'éruption, si l'on promène l'ongle sur la peau du malade, on voit une raie blanche persistante au milieu de laquelle apparaît une raie rosée.

La peau est sèche. Il n'y a pas de démangeaisons, quelques fois l'éruption se complique de miliaire, ce qui peut égarer le diagnostic. On voit du purpura.

La langue, du 3e au 5e jour, a l'aspect framboisé. Sur une surface rouge, lisse, vernissée, tranchent les *papilles* linguales. Signe caractéristique.

L'éruption n'abaisse pas la température qui reste à 40°. L'urine est rare; on peut, au début, y trouver de l'albumine.

Desquamation. — Elle commence généralement vers le 10e jour après l'éruption.

Elle paraît d'abord aux plis où la peau est plus mince, le cou, les coudes, les aines, la poitrine, etc.

Elle se fait généralement par lamelles.

Diagnostic. — Toutes les fois qu'un enfant a mal à la gorge, regardez le corps, surtout le ventre et les plis, pour vous assurer qu'il n'y a pas de scarlatine.

Pronostic. — Très variable, suivant la gravité de l'infection dans le même pays, suivant les climats; en Angleterre la scarlatine est beaucoup plus grave, etc.

Traitement. — Hygiénique : chambre suffisamment grande. Médicamenteux : acétate d'ammoniaque, alcoolature d'aconit tant que la fièvre dure.

Pour l'angine toucher le pharynx avec :

Glycérine	18	grammes.
Alcool à 90°	2	—
Acide salicylique	1	—

Lavages à l'eau boriquée à 1.50 pour 100.

Bains tièdes à la desquamation.

En somme :

Repos au lit.

Régime lacté.

Antisepsie de la bouche, de la gorge et de la peau.

Dans les formes très graves les bains froids à 22° ou 25° peuvent seuls sauver les enfants. Loin de faire rentrer l'éruption le bain froid la ranime ; on en donne un toutes les trois ou quatre heures. On enveloppe ensuite le malade d'une couverture de laine chauffée et on le couche.

Pendant la convalescence. — Il faut soumettre le malade à une hygiène sévère, afin d'éviter les deux principales causes d'albuminurie : les excès de nourriture, les refroidissements.

On peut commencer l'alimentation quand la fièvre a disparu depuis plusieurs jours (à la fin de la deuxième semaine).

On favorisera la desquamation par des onctions graisseuses antiseptiques. *On ne laissera lever le malade* qu'après la troisième semaine.

La réclusion, suivant les cas, peut durer de 3 à 6 et 8 semaines.

Rougeole

Par M. Comby

III. — Traité des Maladies de l'Enfance, Charcot et Bouchard, tome II, page 79.

Rougeole. — Morbilli. Measles (anglais), Masern (allemand), Rosalia (italien), Sarampion (espagnol). — C'est une maladie générale infectieuse, spécifique, contagieuse, caractérisée par des taches rouges cutanées, par un catarrhe oculo-nasal, buccal, pharyngo-laryngé et bronchique précédant l'éruption. *C'est la plus répandue des fièvres éruptives.*

Elle paraît avoir été importée en Europe par les Sarrazins, au XIIIe siècle. De là, la navigation l'a répandue partout.

Etiologie

Fréquence. — Dans les villes elle est endémique.

A Paris elle a occasionné 701 décès en 1893.

A Paris le maximum de cas se produit surtout en mai, juin, *juillet* et août, pour redescendre jusqu'en janvier.

Lorsque la rougeole est importée dans un pays où elle n'avait pas encore paru, elle revêt les allures des grandes épidémies.

Sexe. — *Le sexe* n'influe pas sur l'étiologie de la rougeole.

L'âge influe beaucoup ; si aucun âge n'est à l'abri de la rougeole les enfants y sont plus sujets.

Statistique pour l'âge à l'hôpital Trousseau :

Au dessous de 1 an.............	45	cas
De 1 à 2 ans....................	176	»
De 2 à 5 ans....................	336	»
De 5 à 15 ans....................	158	»

Rechute et récidives. — L'une et l'autre sont possibles.

Contagion. — Elle peut être directe ou indirecte.

a). Directe. — Le contage paraît résider surtout dans les sécrétions des muqueuses, plutôt que dans les efflorescences. Les essais de Mouro et Locke au XVIIIe siècle ; de Mayr (1860) ; Home (1858) ; Speranza (1822) ; Kotona (1852) le prouvent ; mais ces essais sont condamnables et ne peuvent plus se faire aujourd'hui.

b). Indirecte. — Elle paraît se faire par les poussières des crachats, des mucus naso-oculaires qui, desséchés, sont transportés par l'air aux voisins. Tous les objets ayant servi récemment à un rougeoleux : vêtements, jouets, peuvent en être le véhicule, au moins pendant quelques heures. La contagion indirecte paraît ne pouvoir se faire que pendant quelques heures ; autrement dit une personne ayant été en contact avec un rougeoleux ne pourrait servir à transmettre la rougeole que pendant quelques heures, quatre ou cinq tout au plus, l'agent virulent n'ayant qu'une durée très éphémère.

Contagion. — La rougeole est contagieuse avant l'éruption. Alors qu'un enfant paraît simplement enrhumé et que, par conséquent, on n'a pas l'idée de l'isoler, il peut transmettre la rougeole, si ce pseudo-rhume est le début de la rougeole.

L'éruption terminée, la fièvre tombée, le catarrhe oculo-nasal tari, la contagion n'est plus à craindre et l'on peut donner la libre pratique aux enfants en desquamation.

Bactériologie. — On ne connaît pas encore l'agent pathogène de la rougeole.

SYMPTOMES. — *Incubation.* — Elle varie de 8 à 15 jours.

Invasion. — Fièvre, symptômes généraux, éruption. La durée de cette période est généralement de trois à quatre jours (Comby, *Rougeole*, page 174-175-176.

Le catarrhe des muqueuses n'est pas limité au nez et aux yeux, il peut s'étendre à toutes les muqueuses, vulve, oreille, larynx, conjonctive, nez, bouche, etc.

Des éruptions précoces, d'aspect morbilliforme, peuvent paraître un ou deux jours avant la véritable éruption ; c'est ce que l'on appelle un rash; il disparaît en quelques heures pour être suivi de la principale éruption.

Eruption (exanthème). — Vers le quatrième jour, après une détente, la maladie repique : les yeux sont plus rouges, la fièvre augmente, la face se couvre de petites taches rosées, légèrement saillantes, douces et veloutées au toucher, plus ou moins grandes, plus ou moins espacées mais séparées par de la peau saine.

Le 1er jour, c'est la face.

Le 2e jour, la partie supérieure du corps.

Le 3e jour, les membres inférieurs.

Il y a, cependant, toujours des intervalles de peau saine.

Au 5e jour l'éruption s'atténue.

Au 8e jour, il ne reste plus que des macules grisâtres.

La fièvre se maintient à 39° ou 40° pendant toute l'éruption, puis, vers le 5e ou 6e jour, la fièvre tombe en 36 ou 48 heures.

Desquamation. — Elle peut durer une ou deux semaines. Elle se fait par petites écailles, plus ou moins grandes, mais jamais par grands lambeaux, comme la scarlatine.

Variétés. — A). *Aspect.* — 1° Boutonneuse : plus grande saillie de la plaque.

2° Miliaire : plus rare: petites vésicules remplies d'un liquide clair qui se dessèche sans suppurer.

3° Ecchymotique, ou purpurique, c'est-à-dire mélangée d'un peu de liquide sanguin.

B). *Intensité* : éruption confluente, discrète, presque nulle.

C). *Evolution.* — Elle peut commencer par un membre au lieu de la face. Elle peut se faire en plusieurs fois au lieu d'une seule Enfin elle peut s'arrêter, disparaître.

ANOMALIES

Bénignes. — A formes frustes ; formes abortives.

Malignes. — Forme ataxo-adynamique. Forme pulmonaire ou suffocante. Forme hémorrhagique.

Rougeole secondaire (c'est-à-dire) survenant chez un sujet déjà très affaibli par une autre maladie générale.

COMPLICATIONS

A). *Appareil respiratoire.* — Broncho-pneumonie, principale cause de mort chez les enfants rougeoleux, surtout à l'hôpital.

Sur 715 malades à l'hôpital Trousseau.

85 broncho-pneumonies.

70 décès, soit 81,30 %.

En dehors de cette complication on peut voir au début :

La laryngite striduleuse.

La laryngite grave.

Le croup ou laryngite pseudo-membraneuse.

B). *Appareil digestif.* — Toutes les variétés d'inflammation de la bouche (stomatites), jusqu'au noma (gangrène des parois de la joue).

C). *Organes des sens.* — *a*). Du côté *des yeux* conjonctivites, blépharites, taches de la cornée; question de soins. Sur 715 malades, Comby n'a vu que 17 conjonctivites graves.

b) *Oreilles.* — Les otites peuvent devenir très graves par l'envahissement des os du crâne.

Tous les organes peuvent être touchés : les organes génito-urinaires, l'appareil respiratoire, la peau, le système nerveux.

Pronostic. — C'est un tort de considérer la rougeole comme une maladie bénigne ; à Paris c'est elle qui est la plus meurtrière des maladies de l'enfance.

De 1880 à 1893, il est mort, à Paris, plus de 16 372 enfants, de rougeole, soit environ 1.200 par an.

Les enfants hospitalisés courent plus de danger que les enfants soignés à domicile.

Au dessous de 1 an	45 cas	15 décès	33 p. 100 de morts.
De 1 à 2 ans......	176 »	52 »	29,5 »
De 2 à 5 ans......	336 »	30 »	8,9 »
De 5 à 15 ans......	158 »	6 »	3,8 »

Le pronostic est donc très grave dans la première enfance et va en s'améliorant avec l'âge.

Ce qui fait la gravité du pronostic, c'est, d'un côté, le *terrain* sur lequel se greffe la rougeole (rougeole secondaire), de l'autre, les *complications*.

La rougeole ne tue pas par elle-même, mais par ses complications, lesquelles sont favorisées par l'encombrement, l'insalubrité.

Diagnostic. — A la période d'*incubation*, le diagnostic est impossible; à la période d'*invasion* il est, à la rigueur, possible, mais très difficile, les symptômes présentés par le malade ne différant guère de ceux d'un rhume ordinaire. En temps d'épidémie il faut chercher le diagnostic sur les muqueuses de la bouche.

Le diagnostic différentiel porte entre:

La rougeole.

La scarlatine.

La rubéole. Nous verrons ses caractères en l'étudiant.

Prophylaxie. Elle est très difficile jusqu'à l'éruption. On ne peut pas, raisonnablement, isoler un enfant qui a un rhume; au moment de l'éruption il est trop tard. Envoyer à des parents ou amis les autres enfants ne sert qu'à créer un nouveau centre d'épidémie. La désinfection ne s'impose qu'à la suite de complications de rougeole.

Pour les pensions il faut un isolement de quinze jours, au moins. L'isolement et la désinfection doivent prévenir l'infection du dehors, mais il faut songer à l'auto-infection.

Traitement. — Dans une rougeole simple, bénigne, le maintien de l'enfant dans une chambre suffisamment chaude, aérée, etc. Quelques boissons diurétiques pour éliminer le plus possible de toxines par les reins ; pas de remèdes énergiques. Des soins de propreté. On peut faire des pulvérisations :

Eau naphtolée à 0,20 pour 1 litre.

Eau boriquée. — Eau bouillie.

Surtout l'antisepsie des cavités naturelles : nez bouche, etc. Dans les cas graves : hyperthermie, adynamie, le bain froid. Le sérum de Marmoreck, essayé dans les cas de broncho-pneumonie, suite de rougeole, n'a pas donné de résultats satisfaisants.

En 1895 : 3 guérisons, 2 décès, sur 5 traités.

En 1896, 14 décès sur 14 inoculations.

Netter indique la sérothérapie contre la rougeole elle-même. M. Weisbecker (1896) a traité quelques cas de rougeole par le sérum sanguin, provenant de sujets guéris de cette maladie. Ce sérum serait efficace, non seulement contre la rougeole, mais contre ses complications pulmonaires.

Rubéole

IV. — Maladies de l'Enfance.

Par Pierre BOULLOCHE

Rotebln. — Rubella. — Roséole épidémique.

On a d'abord cru que c'était un hybride de la rougeole et de la scarlatine (Hildebrand), Maton (1819) sépara la rubéole des autres fièvres éruptives spéciales.

En 1881, au Congrès de Londres, les Américains Meigs et Pepper, etc. en font une véritable étude. En France, Lécorché et Talamon, Comby, Arnozan, Delastre, (de Lyon), etc., fixent la maladie comme fièvre éruptive spéciale.

ÉTIOLOGIE

La rubéole est aussi *contagieuse* que la rougeole ; elle se transmet, à toutes ses périodes, par contagion directe ou par transport du contage par un intermédiaire.

La rubéole est *épidémique*. Elle peut frapper une maison, un pensionnat, une ville entière ; elle apparaît surtout en hiver ou au printemps.

Elle paraît plus fréquente en Angleterre et en Allemagne qu'en France.

Age. — Les enfants de 3 à 5 ans y sont le plus sujets.

Sur 100 rubéoleux on compte : Enfants 64 p. 100.
Adultes 4 p. 100.

Une première attaque vous immunise, mais elle ne met à l'abri ni de la rougeole, ni de la scarlatine.

Incubation. — Elle paraît être de 12 à 15 jours.

Invasion. — Très courte. Quelques heures.

Céphalée, courbature, malaise général, fièvre légère.

Eruption. — Débute par la face, aux joues, aux ailes du nez par des taches semblables à celles de la rougeole. L'éruption se généralise en 12 ou 24 heures.

Suivant l'aspect de l'éruption on distingue la forme morbilleuse et la forme scarlatineuse. Le plus souvent les deux aspects se voient sur le même sujet, ce qui est un signe caractéristique de la rubéole.

Les symptômes de catarrhe oculo-nasal, larmoiement, conjonctivite, photophobée, coryza, suivent l'éruption au lieu de la précéder ; il y a toujours un peu d'angine ; rarement de la toux.

Adénopathie. — Un des signes caractéristiques est le gonflement des ganglions du haut du cou, derrière l'oreille, sous les maxillaires ; ce gonflement apparaît avant l'éruption.

La fièvre est quelquefois nulle, souvent modérée de 38° à 38°5, très rarement de 39° à 40°.

Au bout de trois ou quatre jours l'éruption tombe, la desquamation se fait d'une façon souvent à peine perceptible et l'enfant est guéri ; cependant il peut vers le 10e ou 15e jour y avoir une nouvelle poussée. Maladie très bénigne en somme.

Les Anglais et les Allemands ont signalé une forme plus grave.

Nature. — Ce n'est pas une rougeole atténuée, puisque la

rougeole ne préserve pas de la rubéole ; puisque, d'autre part la contagion de la rubéole n'a jamais donné lieu à une rougeole vraie.

Il en est de même pour la scarlatine.

Ce n'est pas un hybride de ces deux maladies, les lignes précédentes l'indiquent ; de plus l'association de la rougeole et de la scarlatine donne lieu à des affections très graves, au lieu que la rubéole est toujours bénigne.

Diagnostic. — Il se base surtout, en dehors de l'éruption, sur l'angine et l'engorgement ganglionnaire concomitant.

Traitement. — A peu près nul.

L'isolement des convalescents ne doit pas être prolongé plus de huit jours après la disparition de l'éruption.

Variole

Par le Dr COMBY

(Petite vérole, smalpose pocken, blattern).

V. — Traité des Maladies des Enfants

Par le Dr GUINON

Traité de Médecine, tome II

HISTORIQUE

Elle a régné dès la plus haute antiquité en Asie.

Elle a passée inaperçue des médecins jusqu'au IXe siècle.

Rhazes en donne la première description.

Grégoire de Tours la décrit en Gaule au VIe siècle.

Au XVe siècle l'Allemagne est envahie.

Au XVIe siècle, elle est importée dans l'Amérique du Sud.

Au XVIIe siècle commence, avec Sydenham la période scientifique.

En France, c'est grâce à Trousseau que les travaux des auteurs étrangers sont devenus classiques.

La variolisation a précédé la vaccine.

ÉTIOLOGIE

La variole peut être congénitale, que la mère soit infectée elle-même, ou qu'elle ne le soit pas par suite d'une vaccination récente. Sur deux jumeaux un seul peut être varioleux, etc., tous ces enfants sont voués à une mort presque certaine.

Après la naissance la variole ne se communique plus que par contagion, depuis que la variolisation est remplacée par la vaccine.

L'agent variolique n'est pas connu ; il paraît peu stable, mais s'attache aux meubles, aux vêtements et peut ainsi être transporté par des tiers ; la contagion tout en s'opérant surtout par les voies respiratoires, peut se faire par toutes les autres voies connues, voies digestive, voies cutanées, plaies, etc.

Il ne faut pas compter sur l'immunité naturelle, mais avoir recours à la vaccine.

Durée de la contagiosité (Traité de Médecine, Guinon). — La variole est contagieuse à toutes ses périodes. La contagiosité atteint son maximum quand le pus se forme. La résistance du germe variolique est grande ; les Chinois, qui pratiquent la variolisation, conservent des squames pendant plus de deux ans et ces *squames* gardent leur virulence.

Diffusibilité et porte d'entrée. — Pendant la période de dessication, la diffusibilité est grande, mais elle tient surtout au personnel qui, en sortant de l'hôpital, transporte la maladie aux visiteurs. La variolisation, en France, se pratiquait au moyen d'un fil imbibé de pus et introduit dans une petite plaie faite sur la peau, ou au moyen d'une lancette.

Épidémies. — Elles peuvent toujours être rapportées à un cas importé d'un milieu infectieux ou à un objet infecté par un malade. Elles sont favorisées par l'encombrement, les privations (armées en campagne). Elles sévissent surtout en hiver (Besnier). La vraie cause des épidémies réside dans la cessation de *l'immunité vaccinale* ou l'absence de revaccinations. Aussi les voit-on reparaître tous les 7 à

8 ans à Dresde, tous les 4 ou 5 ans à Vienne (Fleichman). La variole est endémique dans les grandes villes. Sa fréquence diminue beaucoup : de 1079 en 1888, elle est tombée à 706 en 1889, 363 en 1890.

Cela tient surtout à la rigueur de l'isolement. Elle recule devant la vaccine.

Inoculation. — Inoculée, la variole a une incubation de 8 à 9 jours.

Prise par contagion, l'incubation dure de 8 à 10, 12, 14 jours au maximum ; en moyenne, 12 jours.

Description. — 4 périodes.

1° Invasion. Début brusque *frisson* violent, unique ; quelquefois il y a plusieurs petits frissonnements.

Fièvre intense 39°5 à 40°-40°5. Elle continue baissant à peine le matin.

Pouls, 110 à 120 pulsations. — 140 à 160 chez l'enfant. Le pouls est plein, dur, violent.

Rachialgie, ou douleur lombaire. Sensation contusive continue ; peut s'irradier dans les membres et empêcher tout mouvement. Dans les varioles hémorrhagiques, la rachialgie peut aller jusqu'à la paraplégie (paralysie des jambes).

Céphalée frontale terrible, à laquelle s'ajoute une gêne dans la respiration, une sensation d'angoisse, de dyspnée. Anorexie, soif vive, langue sèche, rouge à la pointe. Gorge rouge et gonflée.

Vomissements alimentaires, puis bilieux.

Cette période dure de 2 à 4 jours. Il n'y a pas de rapport exact entre la durée de l'invasion et la gravité de la maladie. On peut voir, à la période d'invasion, à titre exceptionnel, des convulsions, du délire, des rash, (colorations congestives ou hémorrhagiques et passagères de la peau, qui précèdent l'éruption.

Éruption. — Au troisième ou quatrième jour après le frisson le malade éprouve une détente. C'est l'éruption qui s'annonce.

Elle commence sur le front et la tête, la face, le tronc, les membres. En 24 ou 36 heures, l'éruption est complète.

Trois phases de l'éruption. — L'éruption est discrète, lorsque (*macules*, *papules*, *vésicules* entre chaque plaque éruptive il y a au moins autant de peau saine. L'éruption commence par une *macule*, tache rouge, ronde, sans saillie, s'effaçant à la pression ; au bout de quelques heures, la macule devient *papule* saillante, dure, sans augmenter. Le sixième jour de la maladie, troisième de l'éruption, les papules de la face deviennent *vésiculeuses* ; les vésicules, d'abord claires, se troublent, s'entourent d'une auréole rouge, deviennent opaques et purulentes ; alors la fièvre reparaît annonçant la troisième période, septième ou huitième jour.

L'éruption se fait aussi bien en dedans qu'en dehors, mais elle provoque moins de troubles et passe généralement inaperçue. Avec l'éruption, les phénomènes généraux tombent.

La fièvre reparaît au moment de la :

Suppuration. — Vers le septième ou huitième jour, la pustule se gonfle, puis s'ombilique au sommet (un petit creux se forme au centre). La fièvre cesse ordinairement le onzième jour.

Desquamation. — Elle se fait suivant trois modes différents. A la face, les pustules se rompent et laissent écouler un liquide comme du miel qui se colle à la peau.

Au tronc, aux membres, les pustules non grattées se dessèchent sans se rompre, elles forment des croûtes brunes.

A la paume des mains et à la plante des pieds, elles se transforment en saillies cornées enchâssées dans l'épiderme.

La dessication est terminée à la face, du onzième au quinzième jour.

La chute des croûtes peut durer du vingtième jour au quarantième aux extrémités. Les pustules laissent des cicatrices.

Il y a des varioles confluentes, cohérentes, hémorrhagiques.

Complications. — Système nerveux (Délire, paralysies). Tous les organes peuvent être touchés. Mais la principale complication réside dans les suppurations de la peau qui peuvent aller jusqu'à la pyohémie.

Traitement. — Général. — Diminuer les suppurations.

Méthode éthérée, opiacée (Ducastel, 1881-1886). Injection sous-cutanée d'éther trois fois par jour. Opium à l'intérieur.

Méthode antiseptique de Talamon,

Pulvérisation sur les pustules d'une solution éthérée de sublimé.

Hydrothérapie. — Elle ne réussit guère que si l'on ajoute du sublimé au bain, 30 gr. pour le bain.

Topiques ou onctions antiseptiques sur la face et le corps.

Varicelle.

VI. — Traité de Médecine.

Traité des Maladies de l'Enfance.

Historique.

Avant de la séparer de la variole, on la désignait cependant sous des noms spéciaux (*Crystalli, variolæ, nothæ, spuriæ*) au point de vue symptomatique.

1767. Heberden la sépare nettement de la variole.

1799. Desotaux et Valentin maintiennent la séparation.

1772. Vogel propose le nom de varicelle accepté par Willau.

1820. Jusqu'à cette date on la considérait comme une variole affaiblie par la vaccination.

Depuis, il faut citer le nom de Trousseau. La varicelle est une maladie spéciale sauf pour les Viennois ; Hebra, Kaposi font de la nature variolique de la varicelle un enseignement courant.

Etiologie.

Très rare avant 6 mois.

Son maximum de fréquence est vers 3 ans.

Elle devient rare après 10 ans.

On en voit des exemples à tout âge, 20 ans, 30 ans et plus.

Seulement elle est peu signalée vu son peu de gravité.

Une première atteinte confère régulièrement l'immunité.

Causes occasionnelles.

1° *Contagion.* — La varicelle est contagieuse, moins que la variole, mais certainement.

La diffusibilité du contage est minime.

Elle ne dépasse généralement pas les limites d'une famille, d'une maison, d'un pensionnat. Dans les asiles, Ollivier a vu, sur 45 enfants, 22 atteints de varicelle.

On ne connaît pas la durée du pouvoir contagieux, ni la période de la maladie où il s'exerce le plus, ni sa porte d'entrée.

2° *L'infection* sous-cutanée n'a pas donné de résultats nets.

A). *Incubation.* — 10 jours (Steiner), 17 jours (Trousseau). Le chiffre le plus probable est le chiffre moyen, 14 jours, d'après Talamon. La difficulté vient de ce que le sujet infectant demeure inconnu, parce qu'il garde souvent les apparences de la santé.

B). *Nature.* — La varicelle est-elle une maladie autonome qui naît toujours d'une varicelle et engendre toujours une varicelle (théorie dualiste)?

Est-elle une atténuation de la variole (théorie uniciste)?

Dans la théorie uniciste, variole, varioloïde, varicelle, ne seraient que des formes plus ou moins graves d'une même affection, et la varicelle pourrait reproduire la variole grave.

Cette théorie n'a pas donné de preuves suffisantes.

La théorie dualiste est de règle en France.

Et voici l'énoncé des preuves :

1° La varicelle peut constituer des épidémies pures de tout élément variolique. Elle ne devient jamais virulente chez un sujet non vacciné. Elle a ses épidémies à elle.

2° La variole ne protège pas contre la varicelle. Sénator rapporte le cas d'un enfant qui avait contracté la variole, à l'âge de 6 mois, et qui était resté réfractaire à la vaccination à 2 ans, 3 ans, 4 ans, et qui, cependant, prit la varicelle à 6 ans.

3° La varicelle ne préserve pas de la variole.

Il y a de nombreux cas d'enfants varicelleux, admis par erreur dans un service de varioleux et contractant une variole grave ou même mortelle.

4° La vaccine, pas plus que la variole, n'empêche la contagion par varicelle.

5° La varicelle n'empêche pas l'inoculation de la vaccine. Tout au plus, dans quelques cas retarde-t-elle de trois ou quatre jours l'apparition de la pustule vaccinale.

Donc, la varicelle est une *fièvre éruptive différente de la variole.*

Microbiologie. — Cette étude est à peine commencée et n'a pas encore donné de résultats probants.

SYMPTOMES.

1° *Invasion.* — *a*). Par *inoculations* (Steiner) ; l'éruption fut précédée d'un léger exanthème et elle eut lieu dans la nuit du huitième jour.

b). *Contagion.* — Brusque (éruption d'emblée), précédée de quelques symptômes, abattement, fièvre, vomissements.

Cette période ne dure pas plus de 24 heures.

2° *Eruption.* — Elle peut débuter par n'importe quel point du corps. Cependant elle est plus abondante sur le tronc qu'à la face, contrairement à la varioloïde.

L'éruption est constituée par *une macule*, tache rouge, à peine saillante, s'effaçant sous le doigt. Le plus souvent on ne la voit pas, tellement elle est vite remplacée par la *bulle ou vésicule*, soulèvement épidermique transparent, brillant. Elle est arrondie, son contenu est clair, la base est rouge et entourée d'un liseré rose.

Le deuxième jour la bulle se trouble.

Ou bien elle se dessèche simplement.

Ou bien elle se trouble davantage, forme croûte et cicatrice.

Croûtes. — Les croûtes ne se détachent qu'au septième ou huitième jour. La cicatrice est rare.

L'éruption occupe tous les points du corps.

Variétés. — Avortement des bulles.
Dessèchement rapide.
Dimensions exagérées.
Forme pemphygoïde.
Forme purpurique.
Forme scarlatiniforme.

Exanthème. — Comme dans toute fièvre éruptive, les muqueuses des premières voies sont prises plus ou moins.

Marche. — Il peut y avoir plusieurs poussées successives.

La fièvre est à peu près nulle, sauf pendant la période d'invasion.

Complications. — Il peut y avoir des complications ulcéreuses, gangréneuses, hémorrhagiques, etc.

Diagnostic. — Le diagnostic *s'impose* à première vue.

Pronostic. — Il est, 99 fois sur 100, ce qu'il y a de plus bénin.

Traitement. - Il consiste à empêcher les enfants d'écorcher leurs vésicules et, par conséquent, d'amener des cicatrices.

Vaccine.

HISTORIQUE.

C'est à Jenner que revient l'honneur de sa découverte et de sa vulgarisation.

Pendant tout le XVIIIe siècle on n'employait, comme prévention de la variole, que la variolisation. Cependant, dès 1768, Sutton et Fewster constatèrent l'immunité de certains vachers par rapport à la variole. Ces vachers avaient contracté aux mains une maladie pustuleuse fréquente alors sur le pis des vaches.

Jenner, chargé de faire des inoculations varioliques préventives, vit un de ces cas. Il inocula à un enfant le liquide de la pustule (1796), la vaccination réussit et, deux mois plus tard, on essaya sans succès de varioliser l'enfant.

La vaccine (préservation de la variole) était trouvée. Actuellement elle est employée dans le monde entier, mais sous forme de vaccin animal.

ETIOLOGIE.

La vaccine dérive de la vache (*cow-pox*) ou du cheval (*horse-pox*). C'est le même principe : le horse-pox inoculé à la vache donne le cow-pox. Le cow-pox inoculé au cheval donne le horse-pox. L'un ou l'autre, inoculés à l'enfant, donnent la vaccine plus ou moins généralisée

Réceptivité chez l'homme. — Immunité.

L'immunité naturelle est inférieure à 1 p. 100.

L'immunité acquise est probablement inférieure à 10 ans.

Sur les enfants, on a obtenu les chiffres suivants :

40	p. 100	pour les enfants de	6 à	7 ans.
42	p. 100	— —	7 à	8 ans.
43.5	p. 100	— —	8 à	10 ans.
45	p. 100	— —	10 à	12 ans.

Il semble que l'immunité acquise s'épuise particulièrement aux périodes de rapide développement du corps et de renovation des tissus, c'est-à-dire pendant l'enfance et l'adolescence.

Par la variole antérieure l'immunité n'est pas définitive et s'épuise. La proportion de succès de la vaccination chez les variolés est de 24 à 25 p. 100.

Description. — Dans les trois premiers jours, rien. Le 5e et le 6e jour, légère élevure papuleuse rouge, finissant par devenir une vésicule aplatie et transparente. Au 8e jour, la pustule a son caractère complet.

C'est une vésicule plus ou moins large, aplatie, ombiliquée au centre, d'une couleur blanche, nacrée, plus transparente sur les bords. Le bord est surélevé : la pustule est entourée d'une auréole rouge. Après le 8e jour, le contenu se trouble, la suppuration commence. La croûte ne se forme que vers le 12e ou le 13e jour. La croûte ne tombe qu'au bout de 3 ou 4 semaines, elle laisse une cicatrice.

La fièvre dure de 2 à 4 jours autour de 39° à 40°, puis diminue.

Théorie de la vaccine. — Les mêmes arguments qui militent en faveur de la varicelle militent en faveur de la *vaccine*.

La vaccination se fait au moyen de tubes ou de plaques de vaccin animal préparées par des instituts divers.

Oreillons.

Fièvre générale amenant le gonflement des glandes parotide, salivaire, glandes génitales.

ETIOLOGIE.

S'observe à tout âge, mais surtout vers 12 ou 15 ans; quelquefois on voit une recrudescence chez les *jeunes soldats*.

La contagion est évidente.

Les oreillons procèdent toujours par épidémies.

Incubation. — De 15 à 25 jours.

Nature encore inconnue.

Symptômes.— Prodromes passent inaperçus le plus souvent: *Tuméfaction, Douleur.* — Douleur, premier symptôme, cède la place à la tuméfaction.

Tuméfaction. — Gonflement des ganglions en dessous de l'oreille et des maxillaires.

La *fièvre*, pendant le gonflement ourlien, est notable, 38°5 : 39° pendant deux ou trois jours.

Je ne vous décrirai pas les complications possibles.

82.833. — Imp. P. LEGENDRE et Cie, rue Bellecordière, 14, Lyon.

www.ingramcontent.com/pod-product-compliance
Ingram Content Group UK Ltd.
Pitfield, Milton Keynes, MK11 3LW, UK
UKHW020155200726
13856UKWH00003B/1017

9 782011 759573